中醫臨床經典⑬

# 小兒藥證直訣

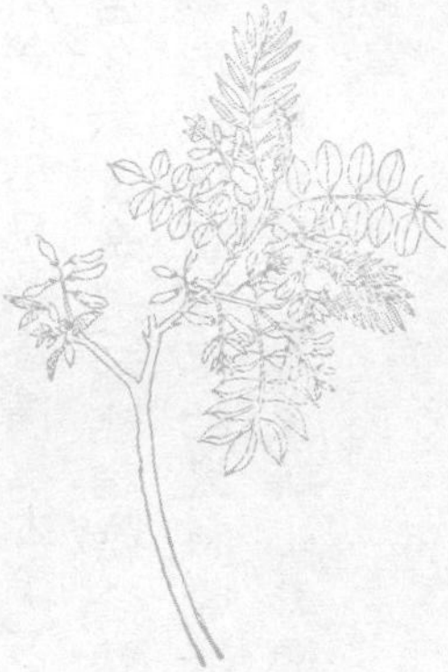

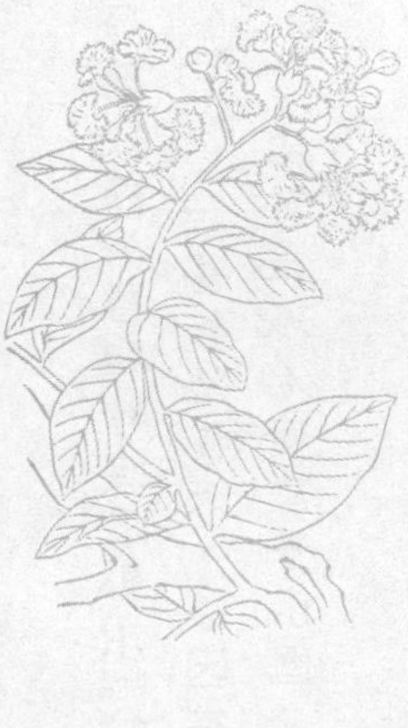

錢乙 撰

文興出版事業

## 【出版序】

本書作者為北宋名醫錢乙，字仲陽，原籍錢塘，曾祖時定居鄆州（今山東東平），其年少跟隨姑父學醫，專攻兒科，在山東行醫聲望極大，後因在京師治癒長公主女兒有功，被任命為翰林醫官，後用黃土湯治癒皇子儀國公的瘛瘲病（即小兒驚風病），便擢升為太醫丞。

錢乙著作雖多，但他的臨床經驗和學術思想主要存於本書，書中內容乃由錢乙門人閻季忠依照錢乙豐富的臨床經驗加以總結、整理而成，成書約於西元一一一九年。全書共分三卷，上卷論述脈證治法，中卷記載醫案二十三則，下卷則列方百餘首，並附有閻季忠所著《閻氏小兒方論》，東平兒科醫生董汲所著《小兒斑疹備急方論》，河間劉跂所撰《錢仲陽傳》等。

由於本書是一部理論結合實踐的中醫兒科專著，也是世界上現存第一部以原本形式保留下來的兒科學著作，其對中醫兒科之發展有重大影響，故本公司特將其重刊，希望藉此彰顯本書的學術與臨床價值，使其更為中醫藥同好所倚重。

發行人 洪心容 丙戌年

# 小兒藥證直訣目錄



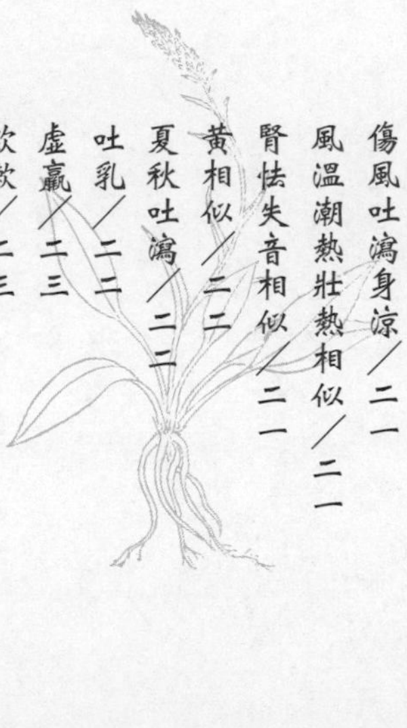

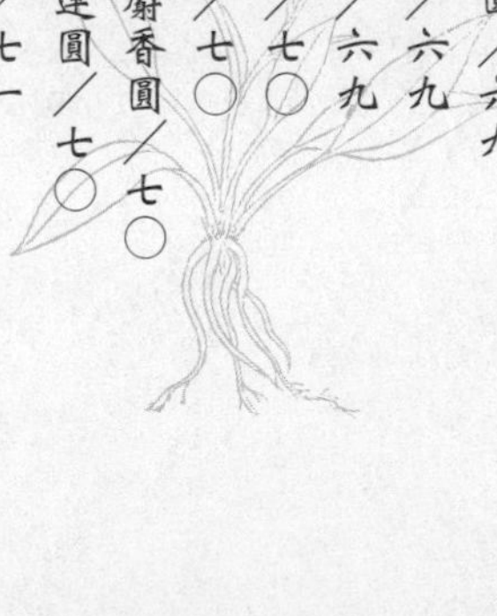

目錄



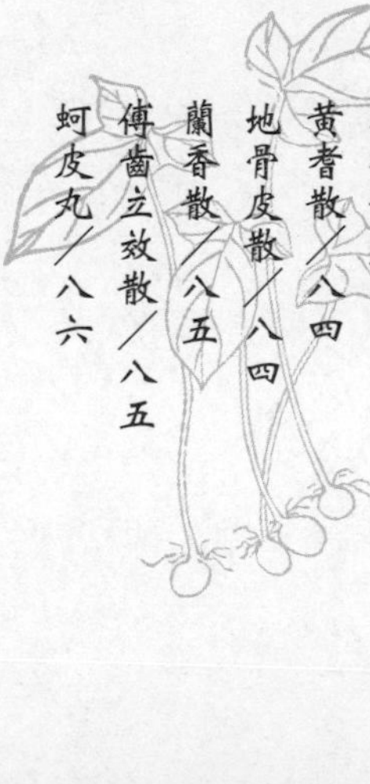

# 小兒藥證直訣原序

醫之為藝誠難矣而治小兒為尤難自六歲以下黃帝不載其說始有顱顖經以占壽夭死生之候則小兒之病雖黃帝猶難之其難一也脈法雖曰八至為和平十至為有病然小兒脈微難見醫為持脈又多驚啼而不得其審其難二也脈既難憑必資外證而其骨氣未成形聲未正悲啼喜笑變態不常其難三也問而知之醫之工也而小兒多未能言言亦未足取信其難四也臟腑柔弱易虛易實易寒易熱又所用多犀珠龍麝醫苟難辨何以已疾其難五也種種隱奥其難固多余嘗致思于此又目見庸醫妄施方藥而殺之者十常四五良可哀也蓋小兒治法散在諸書又多出于近世臆說汗漫難據求其要妙豈易得哉太醫丞錢乙字仲陽汶上人其治小兒該括古今又多自得著名于時其法簡易精審如指諸掌先子治平中登第調須城尉識之余五六歲時病驚疳癖瘕屢至危殆皆仲陽拯之良愈是時仲陽年尚少不肯輕傳其書余家所傳者纔十餘方耳大觀初余筮仕汝海而仲陽老矣于親舊間始得說證數十條後六年又得雜方蓋晚年所得益妙比于京師復見別本然旋著旋傳皆雜亂初無紀律互有得失因得參校焉其先後則次之重複則削之訛謬則正之俚語則易之上卷脈證治法中卷記嘗所治病下卷諸方而書以全于是古今治小兒之法不可以加矣余念博愛者仁者之用心幼幼者聖人之遺訓此惠可不廣耶將傳之好事者使幼者免橫夭之苦老者無哭子之悲此余之志也因

以明仲陽之術于無窮焉宣教郎大梁閻季忠序

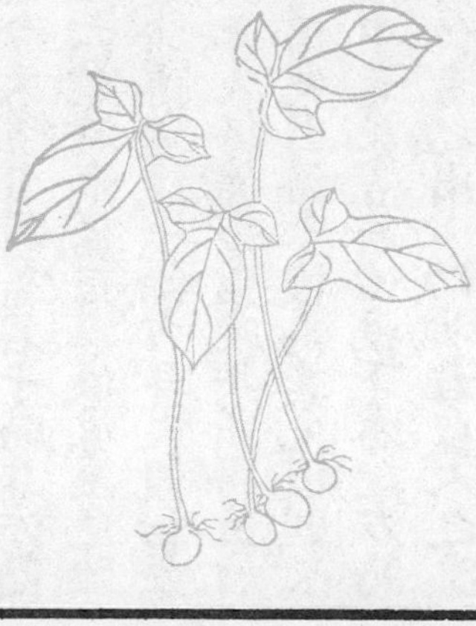

四庫全書目錄提要

臣等謹按小兒藥證直訣三卷宋大梁閻季忠所編錢乙方論也乙字仲陽東平人官至太醫院丞事跡具宋史方技傳乙在宣和間以巫方氏顱顖經治小兒甚著于時故季忠集其書法以為此書上卷論證中卷為醫案下卷為方陳振孫書錄解題馬端臨文獻通考並著錄明以來舊本久佚惟雜見諸家醫書中今從永樂大典內掇拾排纂得論證四十七條醫案二十三條方一百一十有四各以類編仍為三卷又得閻季忠序一篇劉跂所作錢仲陽傳一篇並冠簡端條理秩然幾還其舊疑當時全部收入故無大佚脫也小兒經方千古罕見自乙始別為專門而其書亦為幼科之鼻祖後人得其緒論往往有回生之功如六味丸方本後漢張機金匱要略所載崔氏八味丸方乙以為小兒純陽無煩益火除去肉桂附子二味以為幼科補劑明薛己承用其方遂為直補真陰之聖藥其斟酌通變動契精微亦可以槩見矣閻季忠永樂大典作閻孝忠然書錄解題及通考皆作季忠疑永樂大典為傳寫之訛今改從諸家作季劉跂字斯立東平人摯之子也有學易集別著錄所撰乙傳與宋史方技傳略同蓋宋史即據此傳為藍本云乾隆四十五年十一月恭校上

總纂官內閣學士臣紀昀

光祿寺卿臣陸錫熊

纂修官翰林院編修臣王嘉會

學海初讀

武英殿聚珍本小兒藥證真訣一書仰見

聖天子撫育至德被及萌芽豈第宣聖少懷之義而當日諸臣蒐採之勤亦可謂能上體

皇仁而不遺餘力者矣急將付梓以廣其傳庶幾溥海咏咏脫於夭枉亦儒生窮居草野

宣布

德意上酬

高厚之一端也旋復於　書肆得所為仿宋刻者其次第頗異而後附有閻孝忠小兒方董汲斑疹方各一卷夫當諸臣蒐採之日天下藏書之家莫不爭獻祕笈卒未得是書真本而今乃復見於世豈非古人精氣有不可磨滅者與是書原刻閻名作孝忠真訣作直訣令未敢易也　聚珍本往往有閻氏方論誤入錢書者今依宋本則各得其所矣其藥味分量間有不同今各注于本方之末至薛氏醫案本已為薛氏所亂不足引證云

光緒十七年辛卯長夏內閣中書周學海謹記

# 錢仲陽傳

河間劉跂撰

錢乙字仲陽上世錢塘人與吳越王有屬俶納土曾祖贇隨以北因家於鄆父顥善針醫然嗜酒喜遊一旦匿姓名東遊海上不復返乙時三歲母前亡父同產嫁醫呂氏哀其孤收養為子稍長讀書從呂君問醫呂將歿乃告以家世乙號泣請往跡父凡五六返乃得所在又積數歲乃迎以歸是時乙年三十餘鄉人驚歎感慨為泣下多賦詩詠其事後七年父以壽終喪葬如禮其事呂君猶事父呂君歿無嗣為之收葬行服嫁其孤女歲時祭享皆與親等乙始以顱顖方著山東元豐中長公主女有疾召使視之有功奏授翰林醫學賜緋明年皇子儀國公病瘈瘲國醫未能治長公主朝因言錢乙起草野有異能立召入進黃土湯而愈神宗皇帝召見褒諭且問黃土所以愈疾狀乙對曰以土勝水木得其平則風自止且諸醫所治垂愈小臣適當其愈天子悅其對擢太醫丞賜紫衣金魚自是戚里貴室逮士庶之家願致之無虛日其論醫諸老宿莫能持難俄以病免哲宗皇帝復召宿直禁中久之復辭疾賜告遂不復起乙本有羸疾性簡易嗜酒疾屢攻自以意治之輒愈最後得疾憊甚乃歎曰此所謂周痺也周痺入藏者死吾其已夫已而曰吾能移之使病在末因自製藥日夜飲之人莫見其方居亡何左手足攣不能用乃喜曰可矣又使所親登東山視菟絲所生秉火燭其下火滅處劚之果得茯苓其大如斗因以法噉之閱月而盡繇此雖偏廢而氣骨堅悍如無疾者退居里舍杜門不冠屨坐臥一榻上時時閱史

書雜說客至酗酒劇談意欲之適則使二僕夫輿之出沒閭巷人或邀致之不肯往也病者日造門或扶攜襁負纍纍滿前近自鄰井遠或百數十里皆授之藥致謝而去初長公主女病泄利將殆乙方醉曰當發疹而愈駙馬都尉以為不然怒責之不對而退明日疹果出尉喜以詩謝之廣親宗室子病診之曰此可無藥而愈顧其幼曰此兒旦夕暴病驚人後三日過午無恙其家恚曰幼何疾醫貪利動人乃如此明日果發癇甚急復召乙治之三日愈問何以無疾而知曰火急直視心與肝俱受邪過午者心與肝所用時當更也宗室王子病嘔泄醫以藥溫之加喘乙曰病本中熱脾且傷奈何以剛劑燥之將不得前後溲與石膏湯王與醫皆不信謝罷乙曰毋庸復召我後二日果來召適有故不時往王疑且怒使人十數輩趣之至曰固石膏湯證也竟如言而效有士人病欬面青而光其氣哽哽乙曰肝乘肺此逆候若秋得之可治今春不可治其家祈哀彊之與藥明日曰吾藥再瀉肝而不少却三補肺而益虛又加唇白法當三日死然安穀者過期不安穀者不及期今尚能粥居五日而絕有妊婦得疾醫言胎且墮乙曰娠者五藏傳養率六旬乃更誠能候其月偏補之何必墮已而子母皆得全又乳婦因大恐而病病雖愈目張不得瞑人不能曉以問乙乙曰煮郁李酒飲之使醉則愈所以然者目系內連肝膽恐則氣結膽衡不下惟郁李去結隨酒入膽結去膽下目則能瞑矣如言而效一日過所善翁聞兒啼愕曰何等兒聲翁曰吾家孿生二男子乙曰謹視之過百日乃可保翁不懌居月餘皆斃乙為方

博達不名一師所治種種皆通非但小兒醫也於書無不闚他人靳靳守古獨度越縱舍卒與法合尤邃本草多識物理辨正闕誤人或得異藥或持疑事問之必為言出生本末物色名貌退而考之皆中末年攣痺浸劇其嗜酒喜寒食皆不肯禁自診知不可為召親戚訣別易衣待盡享年八十二終於家所著書有傷寒論指微五卷嬰孺論百篇一子早世二孫今見為醫

劉跂曰乙非獨其醫可稱也其篤行似儒其奇節似俠術盛行而身隱約又類夫有道者數謂余言曩學六元五運夜宿東平王冢巔觀氣象至逾月不寐今老且死事誠有不在書者肯以三十日暇從我當相授余笑謝弗能是後遂不復言嗚呼斯人也如欲復得之難哉没後余聞其所治驗尤衆東州人人能言之剟其章章者著之篇異時史家序方術之士其將有考焉

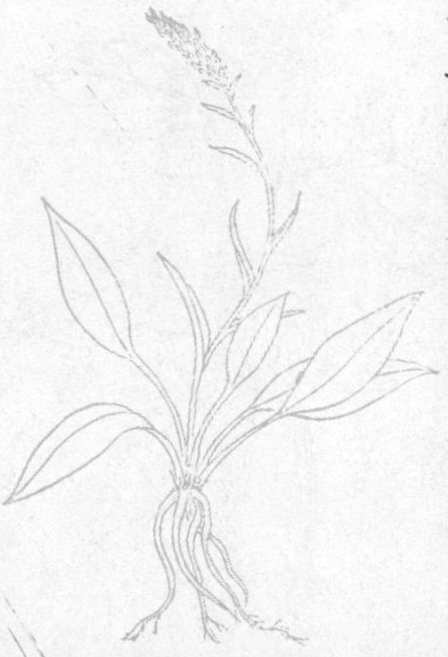

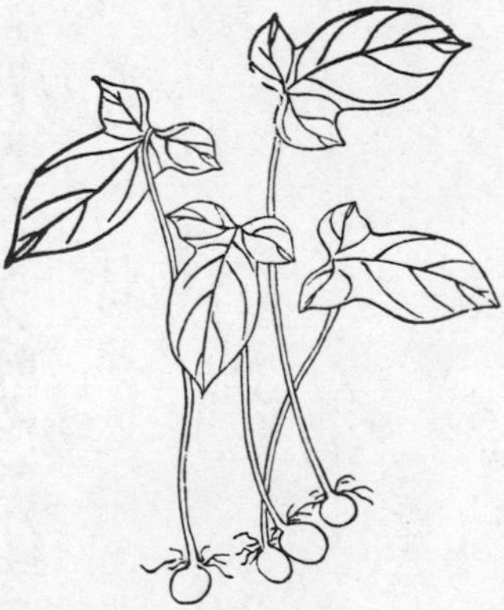

# 小兒藥證直訣卷上

宋錢乙仲陽著　　閻孝忠編次

## 脉證治法

### 小兒脉法

脉亂不治　氣不和絃急　傷食沈緩　虛驚促急　風浮　冷沈細

### 變蒸

小兒在母腹中乃生骨氣五藏六府成而未全自生之後即長骨脉五藏六府之神智也變者易也巢論云上多變氣又生變蒸者自內而長自下而上又身熱故以生之日後三十二日一變變每畢即情性有異於前何者長生府藏智意故也何謂三十二日長骨添精神人有三百六十五骨除手足中四十五碎骨外有三百二十數自生下骨一日十段而上之十日百段三十二日計三百二十段為一遍亦曰一蒸骨之餘氣自腦分入齦中作三十二齒而齒牙有不及三十二數者由變不足其常也或二十八日即至長二十八齒已下倣此但不過三十二之數也凡一周遍乃發虛熱諸病如是十周則小蒸畢也計三百二十日生骨氣乃全而未壯也故初三十二日一變生腎生志六十四日再變生膀胱其發耳與骫冷腎與膀胱俱主於水水數一故先變生之九十六日三變生心喜一百二十八日四變生小腸其發汗出而微驚心為火火數二一百六十日五變生肝哭一百九十二

日六變生膽其發目不開而赤肝主木木數三二百二十四日七變生肺聲二百五十六日八變生大腸其發膚熱而汗或不汗肺屬金金數四二百八十八日九變生脾智三百二十日十變生胃其發不食腸痛而吐乳此後乃齒生能言知喜怒故云始全也太倉云氣入四肢長碎骨於十變生六十四日長其經脈手足受血故手能持物足能行立也經云變且蒸謂蒸畢而足一歲之日也師曰不汗而熱者發其汗大吐者微下不可餘治是以小兒須變蒸蛻齒者如花之易苗所謂不及三十二齒由變之不及齒當與變日相合也年壯而視齒方明

五藏所主

心主驚實則叫哭發熱飲水而搖（聚珍本作搐）虛則卧而悸動不安

肝主風實則目直大叫呵欠項急頓悶虛則咬牙多欠氣熱則外生氣溼則內生氣

脾主困實則困睡身熱飲水虛則吐瀉生風

肺主喘實則悶亂喘促有飲水者有不飲水者虛則哽氣長出氣

腎主虛無實也惟瘡疹腎實則變黑陷

更當別虛實證假如肺病又見肝證咬牙多呵欠者易治肝虛不能勝肺故也若目直大叫哭項急頓悶者難治蓋肺久病則虛冷肝強實而反勝肺也視病之新久虛實虛則補母實則瀉子

五藏病

肝病哭叫目直呵欠頓悶項急

心病多叫哭驚悸手足動搖發熱飲水

脾病困睡泄瀉不思飲食

肺病悶亂哽氣長出氣氣短喘息

腎病無精光畏明體骨重

肝外感生風

呵欠頓悶口中氣熱當發散大青膏主之若能食飲水不止當大黃圓微下之餘不可下

肝熱

手尋衣領及亂捻物瀉青圓主之壯熱飲水喘悶瀉白散主之

肺熱

手掐眉目鼻面甘桔湯主之

肺盛復有風冷

胸滿短氣氣急喘嗽上氣當先散肺後發散風冷散肺瀉白散大青膏主之肺不傷寒則不胸滿

肺虛熱

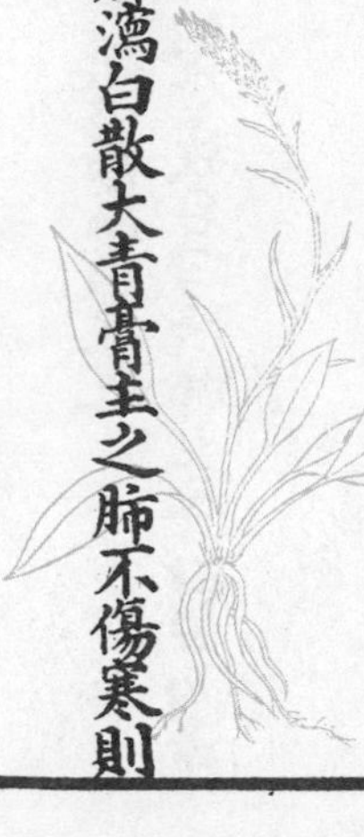

脣深紅色治之散肺虛熱少服瀉白散

肺藏怯

脣白色當補肺阿膠散主之若悶亂氣粗喘促哽氣者難治肺虛損故也

脾肺病久則虛而脣白脾者肺之母也母子皆虛不能相營故名曰怯肺主脣白白而澤者吉白如枯骨者死

心熱

視其睡口中氣溫或合面睡及上竄咬牙皆心熱也導赤散主之

心氣熱則心胸亦熱欲言不能而有就冷之意故合面卧

心實

心氣實則氣上下行澁合卧則氣不得通故喜仰卧則氣得上下通也瀉心湯主之

腎虛

兒本虛怯由胎氣不成則神不足目中白睛多其顱即解也囟開面色㿠白此皆難養縱長不過八八之數若恣色慾多不及四旬而亡或有因病而致腎虛者非也又腎氣不足則下竄蓋骨重惟欲墜於下而縮身也腎水陰也腎虛則畏明皆宜補腎地黃圓主之

面上證

左顋為肝　右顋為肺　額上為心　鼻為脾　頦為腎　赤者熱也隨證治之

目內證

赤者心熱導赤散主之
淡紅者心虛熱生犀散主之
青者肝熱瀉青圓主之淺淡者補之
黃者脾熱瀉黃散主之
無精光者腎虛地黃圓主之

肝病勝肺

肝病秋見（一作日晡）肝強勝肺肺怯不能勝肝當補脾肺治肝益脾者母令子實故也補脾益黃散治肝瀉青圓主之

肺病勝肝

肺病春見（一作早晨）肺勝肝當補腎肝治肺藏肝怯者受病也補肝腎地黃圓治肺瀉白散主之

肝有風

目連劄不搐得心熱則搐治肝瀉青圓治心導赤散主之

肝有熱

目直視不搐得心熱則搐治肝瀉青圓治心導赤散主之

肝有風甚

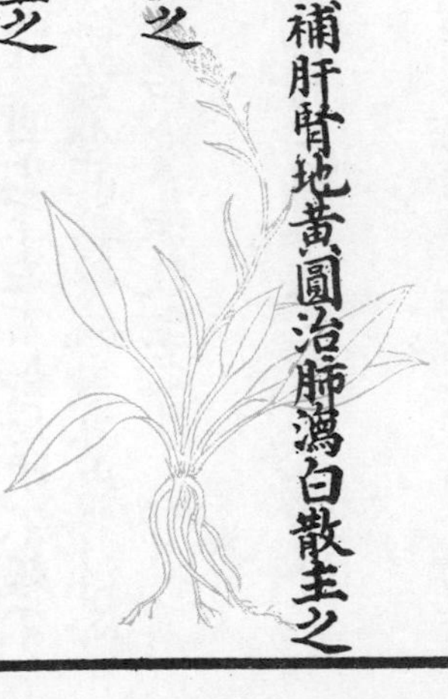

身反折強直不搐心不受熱也當補腎治肝補腎地黃圓治肝瀉青圓主之
凡病或新或久皆引肝風風動而上於頭目目屬肝風入於目上下左右如風吹不輕不重兒不能任故目連劄也若熱入於目牽其筋脈兩眥俱緊不能轉視故目直也若得心熱則搐以其子母俱有實熱風火相搏故也治肝瀉青圓治心導赤散主之

驚癇發搐

男發搐目左視無聲右視有聲女發搐目右視無聲左視有聲相勝故也更有發時證

早晨發搐

因潮熱寅卯辰時身體壯熱目上視手足動搖口內生熱涎項頸急此肝旺當補腎治肝也補腎地黃圓治肝瀉青圓主之

日午發搐

因潮熱巳午未時發搐心神驚悸目上視白睛赤色牙關緊口內涎手足動搖此心旺也當補肝治心治心導赤散涼驚圓補肝地黃圓主之

日晚發搐

因潮熱申酉戌時不甚搐而喘目微斜視身體似熱睡露睛手足冷大便淡黃水是肺旺當補脾治心肝補脾益黃散治肝瀉青圓治心導赤散主之

夜間發搐

因潮熱亥子丑時不甚搐而臥不穩身體溫壯目睛緊斜視喉中有痰大便銀褐色乳食不消多睡不納津液當補脾治心補脾益黃散治心導赤散涼驚圓主之

傷風後發搐

傷風後得之口中氣出熱呵欠頓悶手足動搖當發散大青膏主之小兒生本怯者多此病也

傷食後發搐

傷食後得之身體溫多唾多睡或吐不思食而發搐當先定搐搐退白餅子下之後服安神圓

百日內發搐

真者不過三兩次必死假者發頻不為重真者內生驚癇假者外傷風冷蓋血氣未實不能勝任乃發搐也欲知假者口中氣出熱也治之可發散大青膏主之及用塗顖浴體法

急驚

因聞大聲或大驚而發搐發過則如故此無陰也當下利驚圓主之

小兒急驚者本因熱生於心身熱面赤引飲口中氣熱大小便黃赤劇則搐也蓋熱甚則風生風屬肝此陽盛陰虛也故利驚圓主之以除其痰熱不可與巴豆及溫藥大下之恐蓄虛熱不消也小兒熱痰客於心胃因聞聲非常則動而驚搐矣若熱極雖不因聞聲及

驚亦自發搐

## 慢驚

因病後或吐瀉脾胃虛損遍身冷口鼻氣出亦冷手足時瘈瘲昏睡睡露睛此無陽也栝蔞湯主之

凡急慢驚陰陽異證切宜辨而治之急驚合涼瀉慢驚合溫補世間俗方多不分别誤小兒甚多又小兒傷於風冷病吐瀉醫謂脾虛以溫補之不已復以涼藥治之又不已謂之本傷風醫亂攻之因脾氣即虛內不能散外不能解至十餘日其證多睡露睛身溫風在脾胃故大便不聚而為瀉當去脾間風風退則利止宣風散主之後用史君子圓補其胃

亦有諸吐利久不差者脾虛生風而成慢驚

## 五癇

凡治五癇皆隨藏治之每藏各有一獸並五色圓治其病也

犬癇反折上竄犬叫肝也

羊癇目瞪吐舌羊叫心也

牛癇目直視腹滿牛叫脾也

雞癇驚跳反折手縱雞叫肺也

猪癇如尸吐沫猪叫腎也

五癎重者死病後甚者亦死

瘡疹候

面燥顋赤目胞亦赤呵欠頓悶乍涼乍熱咳嗽嚏噴手足稍冷夜卧驚悸多睡並瘡疹證此天行之病也惟用温涼藥治之不可妄下及妄攻發受風冷

五藏各有一證肝藏水疱肺藏膿疱心藏斑脾藏疹歸腎變黑

惟斑疹病後或發癎餘瘡難發癎矣木勝脾木歸心故也若涼驚用涼驚圓溫驚用粉紅圓

小兒在胎十月食五藏血穢生下則其毒當出故瘡疹之狀皆五藏之液肝主淚肺主涕心主血脾為裹血其瘡出有五名肝為水泡以淚出如水其色青小肺為膿疱以涕稠濁色白而大心為斑主心血色赤而小次於水疱脾為疹小次斑瘡其主裹血故赤色黃淺也涕淚出多故膿疱水疱皆大血營於內所出不多故斑疹皆小也病疱者涕淚俱少譬胞中容水水去則瘦故也

始發潮熱三日以上熱運入皮膚即發瘡疹而不甚多者熱留膚腠之間故也潮熱隨藏出如早食潮熱不已為水疱之類也

瘡疹始出之時五藏證見惟腎無候但見平證耳骫涼耳涼是也骫耳俱屬於腎其居北方主冷也若瘡黑陷而耳骫反熱者為逆也若用百祥圓牛李膏各三服不愈者死病也

凡瘡疹若出辨視輕重若一發便出盡者必重也瘡夾疹者半輕半重也出稀者輕裹外

微紅者輕外黑裏赤者微重也外白裏黑者大重也瘡端裏黑點如針孔者勢劇也青乾紫陷昏睡汗出不止煩燥熱渴腹脹啼喘大小便不通者困也凡瘡疹當乳母慎口不可令飢及受風冷必歸腎而變黑難治也

有大熱者當利小便有小熱者宜解毒若黑紫乾陷者百祥圓下之不黑者慎勿下更看時月輕重大抵瘡疹屬陽出則為順故春夏病為順秋冬病為逆冬月腎旺又盛寒病多歸腎變黑又當辨春膿疱夏黑陷秋斑子冬疹子亦不順也雖重病猶十活四五黑者無問何時十難救一其候或寒戰噤牙或身黃腫紫宜急以百祥圓下之復惡寒不已身冷出汗耳骫反熱者死病也何以然腎氣大旺脾虛不能制故也下後身熱氣溫欲飲水者可治以脾土勝腎寒去而溫熱也治之宜解毒不可妄下妄下則內虛多歸於腎若能食而痂頭焦起或未黑而喘實者可下之身熱煩渴腹滿而喘大小便澁面赤悶亂大吐此當利小便不差者宣風散下之若五七日痂不焦是內發熱熱氣蒸於皮中故瘡不得焦痂也宜宣風散導之用生犀磨汁解之使熱不生必著痂矣

瘡疹由內相勝也惟斑疹能作搐疹為脾所生脾虛而肝旺乘之木來勝土熱氣相擊動於心神心喜為熱神氣不安因搐成癇斑子為心所生心生熱熱則生風風屬於肝二藏相搏風火相爭故發搐也治之當瀉心肝補其母栝蔞湯主之

瘡黑而忽瀉便膿血并痂皮者順水穀不消者逆何以然且瘡黑屬腎脾氣本強或舊服補

脾藥脾氣得實腎雖用事脾可制之令瘡入腹為膿血及連痂皮得出是脾强腎退即病出而安也米穀及瀉乳不化者是脾虛不能制腎故自洩也此必難治

傷風

昏睡口中氣熱呵欠頓悶當發散與大青膏解不散有下證當下大黃圓主之大飲水不止而善食者可微下餘不可下也

傷風手足冷

脾藏怯也當和脾後發散和脾益黃散大青膏主之

傷風自利

脾藏虛怯也當補脾益黃散發散大青膏主之未差調中圓主之有下證大黃圓下之下後服溫驚圓

傷風腹脹

脾藏虛也當補脾必不喘後發散仍補脾也去脹塌氣圓主之發散大青膏主之

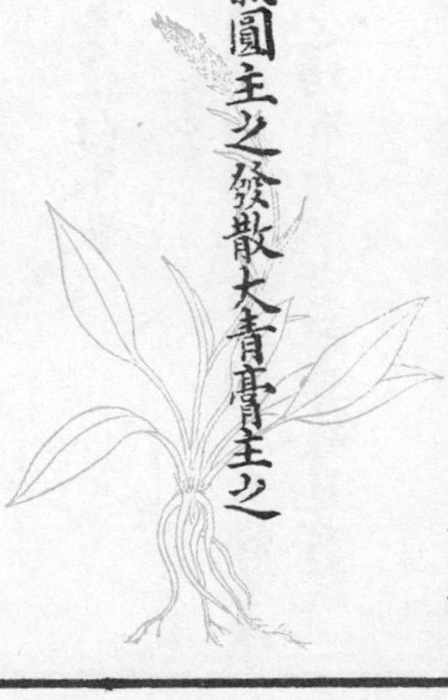

傷風兼藏

兼心則驚悸

兼肺則悶亂喘息哽氣長出氣嗽

兼腎則畏明

各隨補母藏虛見故也

傷風下後餘熱

以藥下之太過胃中虛熱飲水無力也當生胃中津液多服白朮散

傷寒瘡疹同異

傷寒男體重面黃女面赤喘急憎寒各口中氣熱呵欠頓悶項急也瘡疹則顋赤燥多噴嚏悸動昏倦四肢冷也傷寒當發散之治瘡疹行溫平之功有大熱者解毒餘見前說

初生三日內吐瀉壯熱

不思乳食大便乳食不消或白色是傷食當下之後和胃下用白餅子和胃用益黃散主之

初生三日已上至十日吐瀉身溫涼

不思乳食大便青白色乳食不消此上實下虛也更有兼見證

肺睡露睛喘氣　心驚悸飲水　脾困倦饒睡　肝呵欠頓悶

腎不語畏明

當瀉見兒兼藏補脾益黃散主之此二證多病於秋夏也

初生下吐

初生下拭掠兒口中穢惡不盡嚥入喉中故吐木瓜圓主之凡初生急須拭掠口中令淨

若啼聲一發則嚥下多生諸病

傷風吐瀉身温

乍涼乍熱睡多氣麤大便黃白色嘔吐乳食不消時咳嗽更有五藏兼見證當煎入藏君臣藥化大青膏後服益散如先曾下或無下證慎不可下也此乃脾肺受寒不能入食也

傷風吐瀉身熱

多睡能食乳飲水不止吐痰大便黃水此為胃虛熱渴吐瀉也當生胃中津液以止其渴止後用發散藥止渴多服白术散發散大青膏主之

傷風吐瀉身涼

吐沫瀉青白色悶亂不渴哽氣長出氣睡露睛此傷風荏苒輕怯因成吐瀉當補脾後發散補脾益黃散發散大青膏主之此二證多病於春冬也

風温潮熱壯熱相似

潮熱者時間發熱過時即退來日依時發熱此欲發驚也壯熱者一向熱而不已甚則發驚癇也風熱者身熱而口中氣熱有風證温壯者但温而不熱也

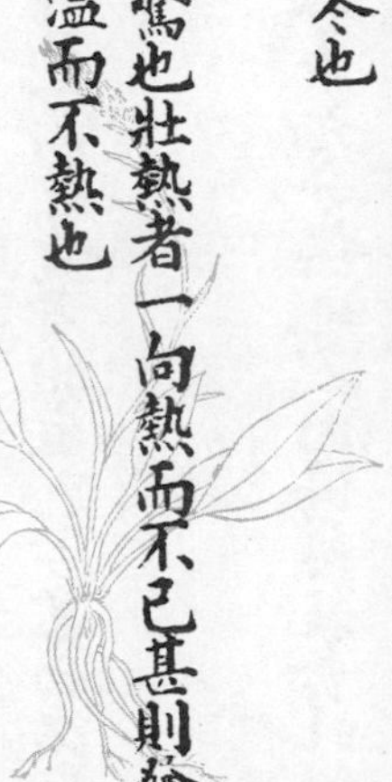

腎怯失音相似

病吐瀉及大病後雖有聲而不能言又能嚥藥此非失音為腎怯不能上接於陽故也當補腎地黃圓主之失音乃猝病耳

黃相似

身皮目皆黃者黃病也身痛髆背強大小便澁一身盡黃面目指爪皆黃小便如屋塵色看物皆黃渴者難治此黃疸也二證多病於大病後別有一證不因病後身微黃者胃熱也大人亦同又有面黃腹大食土渴者脾疳也又有自生而身黃者胎疸也古書云諸疸皆熱色深黃者是也若淡黃兼白者胃怯胃不和也

夏秋吐瀉

五月十五日已後吐瀉身壯熱此熱也小兒藏府十分中九分熱也或因傷熱乳食吐乳不消瀉深黃色玉露散主之

六月十五日已後吐瀉身溫似熱藏府六分熱四分冷也吐嘔乳食不消瀉黃白色似渴或食乳或不食乳食前少服益黃散食後多服玉露散

七月七日已後吐瀉身溫涼三分熱七分冷也不能食乳多似睡悶亂哽氣長出氣睡露睛唇白多噦欲大便不渴食前多服益黃散食後少服玉露散

八月十五日已後吐瀉身冷無陽也不能食乳乾噦瀉青褐水當補脾益黃散主之不可下也

吐乳

吐乳瀉黃傷熱乳也吐乳瀉青傷冷乳也皆當下

## 虛羸

脾胃不和不能食乳致肌瘦亦因大病或吐瀉後脾胃尚弱不能傳化穀氣也有冷者時時下利唇口青白有熱者温壯身熱肌肉微黃此冷熱虛羸也冷者木香圓主之夏月不可服如有證則少服之

## 欬嗽

夫嗽者肺感微寒八九月間肺氣大旺病嗽者其病必實非久病也其證面赤痰盛身熱法當以葶藶圓下之若久者不可下也十一月十二月嗽者乃傷風嗽也風從背脊第三椎肺俞穴入也當以麻黃湯汗之有熱證面赤飲水涎熱咽喉不利者宜兼甘桔湯治之若五七日間其證身熱痰盛唾粘者以褊銀圓下之有肺盛者欬而後喘面腫若飲水有不飲水者其身即熱以瀉白散瀉之若傷風欬嗽五七日無熱證而但嗽者亦葶藶圓下之痰之後用化痰藥有肺虛者欬而哽氣時時長出氣喉中有聲此久病也以阿膠散補之痰盛者先實脾後以褊銀圓微下之涎退即補肺補肺如上法有嗽而吐水或青綠水者以百祥圓下之有嗽而吐痰涎乳食者以白餅子下之有嗽而咯膿血者乃肺熱食後服甘桔湯久嗽者肺亡津液阿膠散補之欬而痰實不甚喘而面赤時飲水者可褊銀圓下之治嗽大法盛即下之久即補之更量虛實以意增損

## 諸疳

疳在　內目腫腹脹利色無常或沫青白漸瘦弱此冷證也

疳在外鼻下赤爛目燥鼻頭上有瘡不著痂漸遶耳生瘡治鼻瘡爛蘭香散諸瘡白粉散主之

肝疳白膜遮睛當補肝地黃圓主之

心疳面黃頰赤身壯熱當補心安神圓主之

脾疳體黃腹大食泥土當補脾益黃散主之

腎疳極瘦身有瘡疥當補腎地黃圓主之

筋疳瀉血而瘦當補肝地黃圓主之

肺疳氣喘口鼻生瘡當補脾肺益黃散主之

骨疳喜臥冷地當補腎地黃圓主之

諸疳皆依本藏補其母及與治疳藥冷則木香圓熱則胡黃連圓主之

疳皆脾胃病亡津液之所作也因大病或吐瀉後以藥吐下致脾胃虛弱亡津液且小兒病疳皆愚醫之所壞病假如潮熱是一藏虛一藏實而內發虛熱也法當補母而瀉本藏則愈假令日中發潮熱是心虛熱也肝為心母則宜先補肝肝實而後瀉心心得母氣則內平而潮熱愈也醫見潮熱妄謂其實乃以大黃牙硝輩諸冷藥利之利既多矣不能禁約而津液內亡即成疳也又有病癖其疾發作寒熱飲水脇下有形硬痛治癖之法當漸消

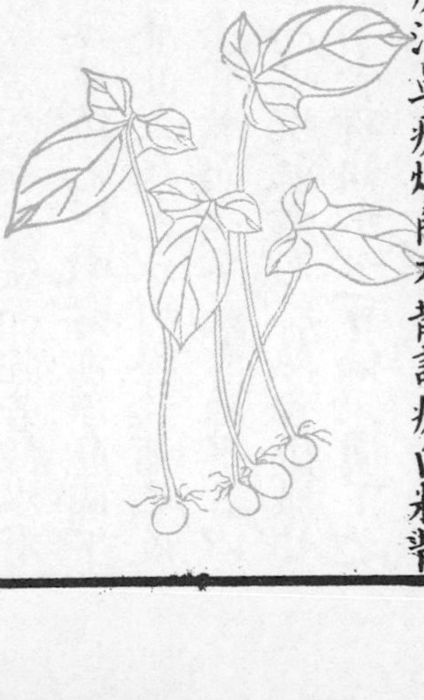

磨醫反以巴豆硇砂輩下之小兒易虛易實下之既過胃中津液耗損漸令疳瘦
又有病傷寒五六日間有下證以冷藥下之太過致脾胃津液少即使引飲不止而生熱
也熱氣內耗肌肉外消他邪相干證變諸端因亦成疳
又有吐瀉久病或醫妄下之其虛益甚津液燥損亦能成疳
又有肥疳即脾疳也身瘦黃皮乾而有瘡疥其候不一種種異端今略舉綱紀目澁或生
白膜唇赤身黃乾或黑喜臥冷地或食泥土身有瘡疥瀉青白黃沫水利色變易腹滿身
耳鼻皆有瘡髮鬌作穗頭大項細極瘦飲水皆其證也
大抵疳病當辨冷熱肥瘦其初病者為肥熱疳久病者為瘦冷疳冷者木香圓熱者黃連
圓主之冷熱之疳尤宜如聖圓故小兒之藏府柔弱不可痛擊大下必亡津液而成疳凡
有可下量大小虛實而下之則不至為疳也初病津液少者當生胃中津液白朮散主之惟
多則妙餘見下

胃氣不和

面晄白無精光口中氣冷不思食吐水當補脾益黃散主之

胃冷虛

面晄白色弱腹痛不思食當補脾益黃散主之若下利者調中圓主之

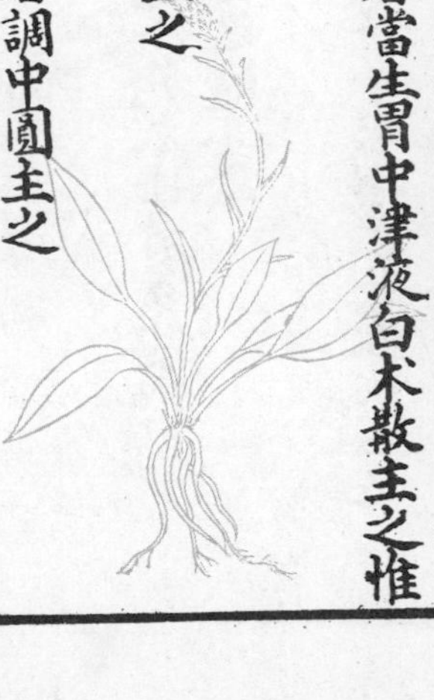

積痛

口中氣温面黄白目無精光或白睛多及多睡畏食或大便酸臭者當磨積宜消積圓甚者當白餅子下之後和胃

蟲痛虛實腹痛附

面㿠白心腹痛口中沫及清水出發痛有時安蟲散主之小兒本怯者多此病

積痛食痛虛痛大同小異惟蟲痛者當口淡而沫自出治之隨其證

蟲與癇相似

小兒本怯故胃虛冷則蟲動而心痛與癇略相似但目不斜手不搐也安蟲散主之

氣不和

口頻撮當調氣益黄散主之

食不消

脾胃冷故不能消化當補脾益黄散主之

腹中有癖

不食但飲乳是也當漸用白餅子下之

小兒病癖由乳食不消伏在腹中乍涼乍熱飲水或喘嗽與潮熱相類不早治必成疳以其有癖則令兒不食致脾胃虛而熱發故引飲水過多即蕩滌腸胃亡失津液脾胃不能傳化水穀其脉沈細益不食脾胃虛衰四肢不舉諸邪遂生鮮不瘦而成疳矣餘見疳門

## 虛實腹脹 腫附

腹脹由脾胃虛氣攻作也實者悶亂滿喘可下之用紫霜圓白餅子不喘者虛也不可下若悞下則脾氣虛上附肺而行肺與脾子母皆虛肺主目胞腮之類脾主四肢母氣虛甚即目胞腮腫也色黃者屬脾也治之用塌氣圓漸消之未愈漸加圓數不可以丁香木香橘皮豆蔻大溫散藥治之何以然脾虛氣未出腹脹而不喘可以散藥治之使上下分消其氣則愈也若虛氣已出附肺而行即脾胃內弱每生虛氣入於四肢面目矣小兒易為虛實脾虛不受寒溫服寒則生冷服溫則生熱當識此勿悞也胃久虛熱多生疸病或引飲不止脾虛不能勝腎隨肺之氣上行於四肢若水狀腎氣浸浮於肺即大喘也此當服塌氣圓病愈後面未紅者虛衰未復故也

治腹脹者譬如行兵戰寇於林寇未出林以兵攻之必可獲寇若出林不可急攻攻必有失當以意漸收之即順也

治虛腹脹先服塌氣圓不愈腹中有食積結糞小便黃時微喘脈伏而實時飲水能食者可下之蓋脾初虛而後結有積所治宜先補脾後下之下後又補脾即愈也補肺恐生虛喘

## 喜汗

厚衣卧而額汗出也止汗散主之

盜汗

睡而自汗出肌肉虛也止汗散主之遍身汗香瓜圓主之

夜啼

脾藏冷而痛也當與溫中藥及以法禳之花火膏主之

驚啼

邪熱乘心也當安心安神圓主之

弄舌

脾藏微熱令舌絡微緊時時舒舌治之勿用涼藥及下之當少與瀉黃散漸服之亦或飲水醫疑為熱必冷藥下之者非也飲水者脾胃虛津液少也又加面黃肌瘦五心煩熱即為疳瘦宜胡黃連圓輩大病未已弄舌者凶

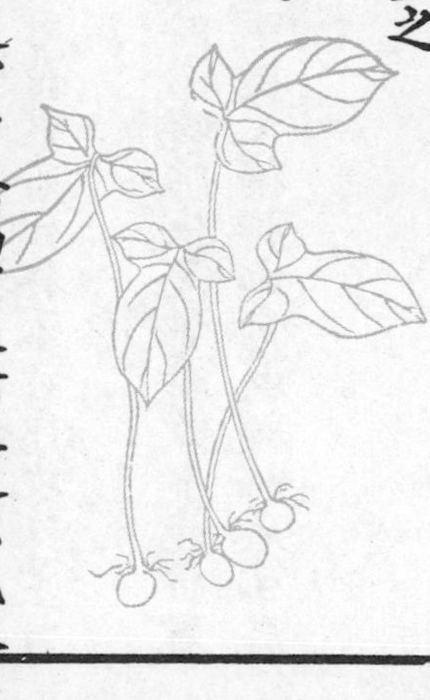

丹瘤

熱毒氣客於腠理搏於血氣發於外皮上赤如丹當以白玉散塗之

解顱

年大而顖不合腎氣不成也長必少笑更有目白睛多㿠白色瘦老多愁少喜也餘見腎虛

太陽虛汗

上至頭下至項不過胸也不須治之

胃怯汗

上至項下至臍此胃虛當補胃益黃散主之

胃啼

小兒筋骨血脈未成多哭者至小所有也

胎肥

生下肌肉厚遍身血色紅滿月以後漸漸肌瘦目白睛粉紅色五心熱大便難時時生涎浴體法主之

胎怯

生下面色無精光肌肉薄大便白水身無血色時時哽氣多噦目無精彩當浴體法主之

胎熱

生下有血氣時叫哭身壯熱如淡茶色目赤小便赤黃糞稠急食乳浴體法主之更別父母肥瘦肥不可生瘦瘦不可生肥也

急欲乳不能食

因客風熱入兒臍流入心脾經即舌厚唇燥口不能乘乳當涼心脾

龜背龜胸

肺熱脹滿攻於胸膈即成龜胸又乳母多食五辛亦成兒生下客風入脊逐於骨髓即成龜背治之以龜尿點節骨取尿之法當蓮葉安龜在上後用鏡照之自尿出以物盛之

腫病

腎熱傳於膀胱膀胱熱盛逆於脾胃脾胃虛而不能制腎水反尅土脾隨水行脾主四肢故流走而身面皆腫也若大喘者重也何以然腎大盛而尅退脾土上勝心火心又勝肺肺為心尅故喘或問曰心刑肺肺本見虛今何喘實曰此有二一者肺大喘此五藏逆二者腎水氣上行傍浸於肺故令大喘此皆難治

五藏相勝輕重

肝藏病見秋木旺肝强勝肺也宜補肺瀉肝輕者肝病退重者脣白而死

肺病見春金旺肺勝肝當瀉肺輕者肺病退重者目淡青必發驚更有赤者當搐為肝怯當目淡青色也

心病見冬火旺心强勝腎當補腎治心輕者病退重者下竄不語腎虛怯也

腎病見夏水勝火腎勝心也當治腎輕者病退重者悸動當搐也

脾病見四旁皆倣此治之順者易治逆者難治脾怯當面目赤黃五藏相反隨證治之

雜病證

目赤兼青者欲發搐

目直而青身反折強直者生驚
咬牙甚者發驚
口中吐沫水者後必蟲痛
昏睡善嚏悸者將發瘡疹
吐瀉昏睡露睛者胃虚熱
吐瀉昏睡不露睛者胃實熱
吐瀉乳不化傷食也下之
吐沫及痰或白綠水皆胃虚冷
吐稠涎及血皆肺熱久則虚
瀉黄紅赤黑皆熱赤有毒
瀉青白穀不化胃冷
身熱不飲水者熱在外身熱飲水者熱在内
口噤不止則失音遲聲亦同
長大不行行則脚細
齒久不生生則不固
髮久不生生則不黑

血虛怯為冷所乘則脣青
尿深黃色久則尿血
小便不通久則脹滿當利小便
洗浴拭臍不乾風入作瘡令兒撮口甚者是脾虛
吐涎痰熱者下之吐涎痰冷者溫之
先發膿疱後發斑子者逆
先發膿疱後發疹子者順
先發水疱後發疹子者逆
先發膿疱後發水疱多者順少者逆
先水疱後斑子多者逆少者順
先疹子後斑子者順
凡瘡疹只出一般者善
胎實面紅目黑睛多者多喜笑
胎怯面黃目黑睛少白睛多者多哭
凡病先虛或下之合下者先實其母然後下之假令肺虛而痰實此可下先當益脾後方瀉肺也

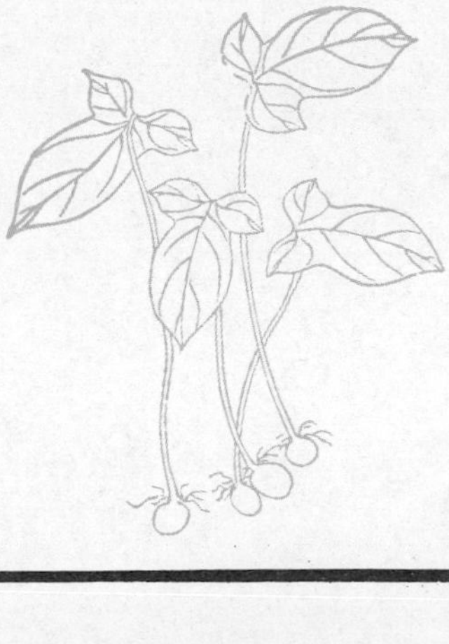

大喜後食乳食多成驚癇
大哭後食乳食多成吐瀉
心痛吐水者蟲痛
心痛不吐水者冷心痛
吐水不心痛者胃冷
病重面有五色不常不澤者死
呵欠面赤者風熱
呵欠面青者驚風
呵欠面黄者脾虚驚
呵欠多睡者内熱
呵欠氣熱者傷風
熱證疏利或解化後無虚證勿温補熱必隨生

不治證

目赤脈貫瞳人　顖腫及陷　鼻乾黑
魚口氣急　吐蟲不定　瀉不定精神好
大渴不止止之又渴　吹鼻不噴　病重口乾不睡

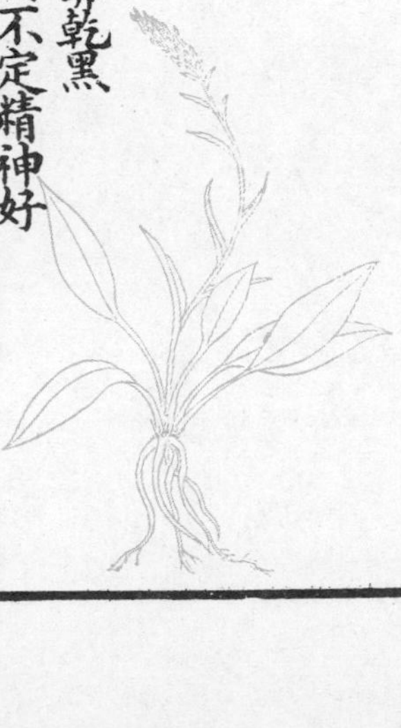

時氣唇上青黑點 頰深赤如塗胭脂 鼻開張 喘急不定

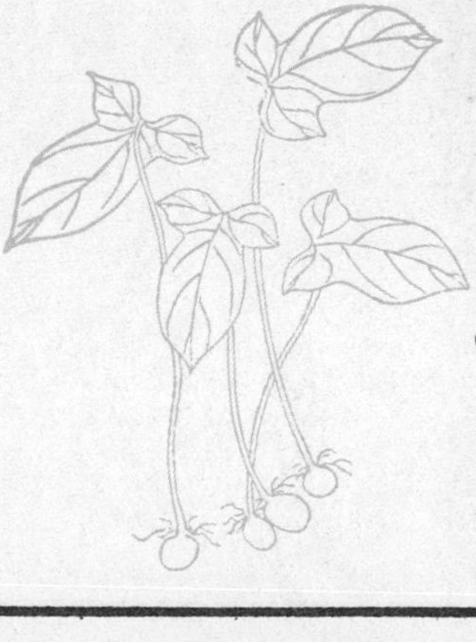

皖南建德周氏校刊

# 小兒藥證直訣卷中

記嘗所治病二十三證

李寺丞子三歲病搐自卯至巳數醫不治後召錢氏視之搐目右視大叫哭李曰何以搐右錢曰逆也李曰何以逆曰男為陽而本發左女為陰而本發右若男目左視發搐時無聲右視有聲女發時右視無聲左視有聲所以然者左肝右肺肝木肺金男目右視肺勝肝也金來刑木二藏相戰故有聲也治之瀉其強而補其弱心實者亦當瀉之肺虛不可瀉肺虛之候悶亂哽氣長出氣此病男反女故男易治於女也假令女發搐目左視肺之勝肝又病在秋即肺兼旺位肺不能任故哭叫當大瀉其肺然後治心續肝所以俱言目反直視乃肝主目也凡搐者風熱相搏於內風屬肝故引見之於目也錢用瀉肺湯瀉之二日不悶亂當知肺病退後下地黃圓補腎三服後用瀉青圓涼驚圓各二服凡用瀉心肝藥五日方愈不妄治也又言肺虛不可瀉者何也曰設令男目右視木反尅金肝旺勝肺而但瀉肝若更病在春夏金氣極虛故當補其肺慎勿瀉也

廣親宅七太尉方七歲潮熱數日欲愈錢謂其父二大王曰七使潮熱方安八使預防驚搐王怒曰但使七使愈勿言八使病錢曰八使過來日午間即無苦也次日午前果作急搐召錢治之三日而愈蓋預見目直視而顋赤必肝心俱熱更坐石杌子乃欲冷此熱甚也肌膚素肥盛脈又急促故必驚搐所言語時者自寅至午皆心肝所用事時治

之瀉心肝補腎自安矣
李司户孫病生百日發搐三五次請衆醫治作天鈞或作胎驚癎皆無應者後錢用大青膏如小豆許作一服發之復與塗顖法封之及浴法三日而愈何以然嬰兒初生肌骨嫩怯被風傷之子不能任故發搐頻發者輕也何者客風在内每遇不任即搐搐稀者是内藏發病不可救也搐頻者宜散風冷故用大青膏不可多服蓋兒至小易虛易實多即生熱止一服而已更當封浴無不效者
東都王氏子吐瀉諸醫藥下之至虛變慢驚其候睡露睛手足瘈瘲而身冷錢曰此慢驚也與栝蔞湯其子胃氣實即開目而身温王疑其子不大小便令諸醫以藥利之醫留八正散等數服不利而身復冷令錢氏利小便錢曰不當利小便利之必身冷王曰已身冷矣因抱出錢曰不能食而胃中虛若利大小便即死久即脾胃俱虛當身冷而閉目幸胎氣實而難衰也錢用益黄散史君子圓四服令微飲食至日午果能飲食所以然者謂利大小便脾胃虛寒當補脾不可別攻也後又不語諸醫作失音治之錢曰既失音開目而能飲食又牙不緊而口不緊也諸醫不能曉錢以地黄圓補腎所以然者用清藥利小便致脾腎俱虛今脾已實腎虛故補腎必安治之半月而能
東都藥鋪杜氏有子五歲自十一月病嗽至三月未止始得嗽而吐痰乃外風寒蓄入肺經今肺病嗽而吐痰風在肺中故也宜以麻黄輩發散後用涼藥壓之即愈時醫以鐵

粉圓半夏圓褊銀圓諸法下之其肺即虛而嗽甚至春三月間尚未愈召錢氏視之其候面青而光嗽而喘促哽氣又時長出氣錢曰痰困十已八九所以然者面青而光肝氣旺也春三月者肝之位也肺衰之時也嗽者肺之病肺之病自十一月至三月久即虛痿又曾下之脾肺子母也復為肝所勝此為逆也故嗽而喘促哽氣長出氣也錢急與瀉青圓瀉後與阿膠散實肺次日面青而不光錢又補肺而嗽如前錢又瀉肝瀉肝未已又加肺虛唇白如練錢曰此病必死不可治也何者肝大旺而肺虛熱肺病不得其時而肝勝之今三瀉肝而肝病不退三補肺而肺證猶虛此不久生故言死也此證病於秋者十救三四春夏者十難救一果大喘而死

京東轉運使李公有孫八歲病嗽而胸滿短氣醫者言肺經有熱用竹葉湯牛黃膏各貳服治之三日加喘錢曰此肺氣不足復有寒邪即使喘滿當補肺脾勿服涼藥李曰醫已用竹葉湯牛黃膏錢曰何治也醫曰退熱退涎錢曰何熱所作曰肺經熱而生嗽嗽久不除生涎錢曰本虛而風寒所作何熱也若作肺熱何不治其肺而反調心蓋竹葉湯牛黃膏治心藥也醫有慚色錢治愈

東都張氏孫九歲病肺熱他醫以犀珠龍麝生牛黃治之一月不愈其證嗽喘悶亂飲水不止全不能食錢氏用史君子圓益黃散張曰本有熱何以又行溫藥他醫用涼藥攻之一月尚無效錢曰涼藥久則寒不能食小兒虛不能食當補脾候飲食如故即瀉肺

經病必愈矣服補脾藥二日其子欲飲食錢以瀉白散瀉其肺遂愈張曰何以不虛錢曰先實其脾然後瀉肺故不虛也

睦親宮十太尉病瘡疹衆醫治之王曰疹未出屬何藏腑一醫言胃大熱一醫言傷寒不退一醫言在母腹中有毒錢氏曰若言胃熱何以乍涼乍熱若言母腹中有毒發屬何藏也醫曰在脾胃錢曰既在脾胃何以驚悸醫無對錢曰夫胎在腹中月至六七則已成形食母穢液入兒五藏食至十月滿胃脘中至生之時口有不潔產母以手拭淨則無疾病俗以黃連汁壓之云下臍糞及涎穢也此亦母之不潔餘氣入兒藏中本先因微寒入而成瘡疹未出五藏皆見病症內一藏受穢多者乃出瘡疹初欲病時先呵欠頓悶驚悸乍涼乍熱手足冷痺面顋燥赤欬嗽時嚏此五藏證具也呵欠頓悶肝也時發驚悸心也乍涼乍熱手足冷脾也面目顋頰赤欬嚏肺也惟腎無候以在腑下不能食穢故也凡瘡疹乃五藏毒若出歸一證則肝水疱肺膿疱心斑脾疹惟腎不食毒穢而無諸證瘡黑者屬腎由不慎風冷而不飽內虛也又用抱龍圓數服愈其別無他候故未發出則見五藏證已出則歸一藏也

四大王宮五太尉因墜鞦韆發驚搐醫以發熱藥治之不愈錢氏曰本急驚後生大熱當先退其熱以大黃圓玉露散惺惺圓加以牛黃龍腦解之不愈至三日肌膚上熱錢曰更二日不愈必發斑瘡蓋熱不能出也他醫初用藥發散發散入表表熱即斑生本初驚時當用利驚藥下之今發散乃逆也後二日果斑出以必勝膏治之七日愈

睦親宅一大王病瘡疹始用一李醫又召錢氏錢留抱龍圓三服李以藥下之其疹稠密錢見大驚曰若非轉下則為逆病王言李已用藥下之錢曰瘡疹始出未有他證不可下也但當用平和藥頻與乳食不受風冷可也如瘡疹三日不出或出不快即微發之微發不出即加藥不出即大發之如大發後不多及脈平無證者即瘡本稀不可更發也有大熱者當利小便小熱者當解毒若出快勿發勿下故止用抱龍圓治之瘡疹若起能食者大黃圓下一二行即止今先下一日瘡疹未能出盡而稠密甚則難治此誤也縱得安其病有三一者疥二者癰三者目赤李不能治經三日黑陷復召錢氏曰幸不發寒而病未困也遂用百祥圓治之以牛李膏為助若黑者歸腎也腎王勝脾土不剋水故脾虛寒戰則難治所用百祥圓者以瀉膀胱之腑腑若不實藏自不盛也何以不瀉腎曰腎主虛不受瀉若二服不效即加寒而死

皇都徐氏子三歲病潮熱每日西則發搐身微熱而目微邪反露睛四肢冷而喘大便微黃錢與李醫同治錢問李曰病何搐也李曰有風何身熱微溫曰四肢所作何目斜露睛曰搐則目斜何肢冷曰冷厥必內熱曰何喘曰搐之甚也曰何以治之曰嚏驚圓鼻中灌之必搐止錢又問曰既謂風病溫壯搐引目斜露睛內熱肢冷及搐甚而喘併以何藥治之李曰皆此藥也錢曰不然搐者肝實也故令搐日西身微熱者肺潮用事肺主身溫且熱者為肺虛所以目微斜露睛者肝肺相勝也肢冷者脾虛也肺若虛甚用

益黃散阿膠散得脾虛證退後以瀉青圓導赤散涼驚圓治之後九日平愈

朱監簿子五歲夜發熱曉即如故衆醫有作傷寒者有作熱治者以涼藥解之不愈其候多涎而喜睡他醫以鐵粉圓下涎其病益甚至五日大引飲錢氏曰不可下之乃取白术散末煎一兩汁三升使任其意取足服朱生曰飲多不作瀉否錢曰無生水不能作瀉縱瀉不足怪也但不可下耳朱生曰先治何病錢曰止渴治痰退熱清裏皆此藥也至晚服盡錢看之曰更可服三升又煎白术散三升服盡得稍愈第三日又服白术散三升其子不渴無涎又投阿膠散二服而愈

朱監簿子三歲忽發熱醫曰此心熱顋赤而脣紅煩燥引飲遂用牛黃圓三服以一物瀉心湯下之來日不愈反加無力不能食又便利黃沫錢曰心經虛而有留熱在內必被涼藥下之致此虛勞之病也錢先用白术散生胃中津後以生犀散治之朱曰大便黃沫如何曰胃氣正即瀉自止此虛熱也朱曰醫用瀉心湯何如錢曰瀉心湯者黃連性寒多服則利能寒脾胃也坐久衆醫至曰實熱錢曰虛熱若實熱何以瀉心湯下之不安而又加面黃頰赤五心煩躁不食而引飲醫曰既虛熱何大便黃沫錢笑曰便黃沫者服瀉心湯多故也錢後與胡黃連圓治愈

張氏三子病歲大者汗徧身次者上至頂下至胸小者但額有汗衆醫以麥煎散治之不效錢曰大者與香瓜圓次者與益黃散小者與石膏湯各五日而愈

廣親宅四大王宮五太尉病吐瀉不止水穀不化衆醫用補藥言用薑汁調服之六月中服溫藥一日益加喘吐不定錢曰當用涼藥治之所以然者謂傷熱在內也用石膏湯三服併服之衆醫皆言吐瀉多而米穀不化當補脾何以用涼藥王信衆醫又用丁香散三服錢後至曰不可服此三日外必腹滿身熱飲水吐逆三日外一如所言所以然者謂六月熱甚伏入腹中而令引飲熱傷脾胃即大吐瀉他醫又行溫藥即上焦亦熱故喘而引飲三日當死衆醫不能治復召錢至宮中見有熱證以白虎湯三服更以白餅子下之一日減藥二分二日三日又與白虎湯各二服四日用石膏湯一服旋合麥門冬黃芩腦子牛黃天竺黃茯苓以朱砂為衣與五圓竹葉湯化下熱退而安

馮承務子五歲吐瀉壯熱不思食錢曰目中黑睛少而白睛多面色㿠白神怯也黑睛少腎虛也黑睛屬水本怯而虛故多病也縱長成必肌膚不壯不耐寒暑易虛易實脾胃亦怯更不可縱酒慾若不保養不過壯年面上常無精神光澤者如婦人之失血也今吐利不食壯熱者傷食也不可下下之虛入肺則嗽入心則驚入脾則瀉入腎則益虛此但以消積圓磨之為微有食也如傷食甚則可下不下則成癖也實食在內乃可下之畢補脾必愈隨其虛實無不效者

廣親宮七太尉七歲吐瀉是時七月其證全不食而昏睡睡覺而悶亂哽氣乾噦大便或有或無不渴衆醫作驚治之疑睡故也錢曰先補脾後退熱與史君子圓補脾退熱石

膏湯次日又以水銀硫黃二物下之生薑水調下一字錢曰凡吐瀉五月內九分下而一分補入月內十分補而無一分下此者是脾虛瀉醫妄治之至於虛損下之即死當即補脾若以史君子圓即緩錢又留溫胃益脾藥止之醫者李生曰何食而喨錢曰脾虛而不能食津少即喨逆曰何瀉青褐水曰腸胃至虛冷極故也錢治而愈

黃承務子二歲病瀉衆醫止之十餘日其證便青白乳物不消身涼加哽氣昏睡醫謂病困篤錢氏先以益脾散三服補肺散三服三日身溫而不哽氣後以白餅子微下之與益黃散二服利止何以然利本脾虛傷食初不與大小搐置十日上實下虛脾氣弱引肺亦虛補脾肺病退即溫不哽氣是也有所傷食仍下之也何不先下後補曰便青為下藏冷先下必大虛先實脾肺下之則不虛而後更補之也

睦親宮中十大王瘡疹云瘡疹始終出未有他證不可下但當用和平藥頻與乳食不受風冷可也如瘡疹三日不出或出不快即微發之如瘡發後不多出即加藥加藥不出即大發之如發後不多及脈平無證即瘡本稀不可更發也有大熱者當利小便小熱者當解毒若不快勿發勿下攻止用抱龍圓治之瘡疹若起能食者大黃圓下一二行即止有大熱者當利小便有小熱者宜解毒若黑紫乾陷者百祥圓下之不黑者甚勿下身熱煩燥腹滿而喘大小便濇面赤悶亂大吐此當利小便不瘥者宣風散下之也若五七日痂不焦是內發熱氣蒸於皮中故瘡不得焦痂也宜宣風散導之用生犀角磨汁

解之使熱不生必著痂矣

辛氏女子五歲病蟲痛諸醫以巴豆乾漆硇砂之屬治之不效至五日外多哭而俛仰睡卧不安自按心腹時大叫面無正色或青或黃或白或黑目無光而慢唇白吐沫至六日胸高而卧轉不安召錢至錢詳視之用蕪荑散三服見目不除青色大驚曰此病大困若更加瀉則為逆矣至次日辛見錢曰夜來三更果瀉錢于瀉盆中看如藥汁以杖攪之見有丸藥錢曰此子肌厚當氣實今證反虛不可治也辛曰何以然錢曰脾虛胃冷則蟲動而今反目青此肝乘脾又更加瀉知其氣極虛也而丸藥隨糞下即脾胃已脫兼形病不相應故知死病後五日昏篤七日而死

段齋郎子四歲病嗽身熱吐痰數日而咯血前醫以桔梗湯及防己圓治之不愈涎上攻吐喘不止請錢氏下褊銀圓一大服復以補肺湯補肺散治之或問段氏子咯血肺虛何以下之錢曰肺雖咯血有熱故也久則虛痿今涎上潮而吐當下其涎若不吐涎則不甚便益吐涎能虛又生驚也痰實上攻亦能發搐故依法只宜先下痰而後補脾肺必涎止而吐愈為順治也若先補其肺為逆耳此所謂識病之輕重先後為治也

鄭人齋郎中者家好收藥散施其子忽藏熱齋自取青金膏三服并一服餌之服畢至三更瀉五行其子困睡齋言子睡多驚又與青金膏一服又瀉三行加口乾身熱齋言尚有微熱未盡又與青金膏其妻曰用藥十餘行未安莫生他病否召錢氏至曰已成虛

羸先用前白术散時時服之後服香瓜圓十三日愈

曹宣德子三歲面黃時發寒熱不欲食而飲水及乳衆醫以為潮熱用牛黃圓麝香圓不愈及以止渴乾葛散服之反吐錢曰當下白餅子後補脾乃以消積圓磨之此乃癖也後果愈何以故不食但飲水者食伏於管內不能消致令發寒服止渴藥吐者以藥衝故也下之即愈

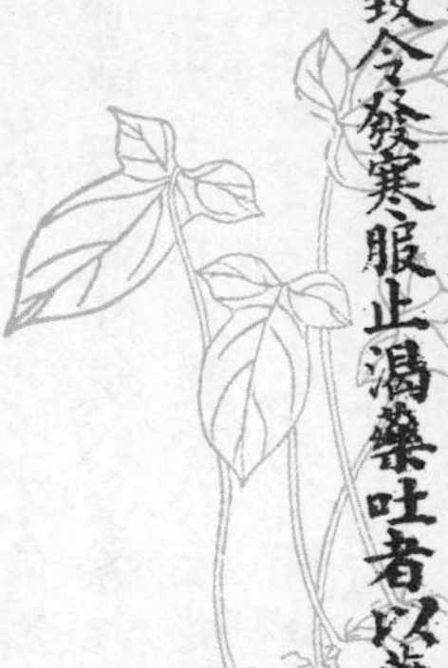

皖南建德周氏校刊

# 小兒藥證直訣卷下

## 諸方

大青膏　治小兒熱盛生風欲為驚搐血氣未實不能勝邪故發搐也大小便依度口中氣熱當發之

天麻末一錢　白附子末生一錢五分　青黛研一錢

蝎尾去毒生末　烏蛇梢肉酒浸焙乾取末各一錢

硃砂研　天竺黃研

右同再研細生蜜和成膏每服半皂子大至一皂子大月中兒粳米大同牛黃膏溫薄荷水化一處服之五歲已上同甘露散服之

學海案　聚珍本蝎尾蛇梢肉各五分有麝香研同硃砂竺黃各一字此方末附錄云閻氏集保生信效方內小兒諸方言皆得於汝人錢氏其間大青膏無天麻有大青生研一分其餘藥味分料和製與此皆同其方下證治云治小兒傷風其候伸欠頓悶口中氣熱惡風脈浮比此為詳只用薄荷湯下

涼驚圓　治驚疳

艸龍膽　防風　青黛各三錢　鉤藤二錢　黃連五錢

青黛三錢　牛黃　麝香　龍腦各一字

麪糊圓粟米大每服叄五圓金銀花湯下

粉紅圓 又名溫驚圓

天南星 臘月釀牛胆中百日陰乾取末四兩別研無釀者只剉炒熟用　硃砂 研一錢五分

天竺黃 一兩研　龍腦 半字別研　坯子胭脂 一錢研乃染胭脂

右用牛胆汁和圓雞頭大每服一圓小者半圓沙糖溫水化下

瀉青圓　治肝熱搐搦脉洪實

當歸 去蘆頭切焙秤　龍腦 焙秤　川芎　山梔子仁

川大黃 濕紙裹煨　羌活　防風 去蘆頭切焙秤

右件等分為末鍊蜜和圓雞頭大每服半圓至一圓煎竹葉湯同沙糖溫水化下

學海案 聚珍本方後附錄云王海藏斑疹改誤云東垣先生治斑後風熱毒翳膜氣暈遮睛以此劑瀉之大效初覺易治

地黃圓　治腎怯失音顖開不合神不足目中白睛多面色㿠白等方

熟地黃 八錢　山萸肉　乾山藥 各四錢　澤瀉

牡丹皮　白茯苓 去皮各三錢

右為末煉蜜圓如梧子大空心溫水化下三圓

瀉白散 又名瀉肺散　治小兒肺盛氣急喘嗽

地骨皮　桑白皮炒各一兩　甘草炙一錢

右剉散入粳米一撮水貳小盞煎七分食前服

學海案　聚珍本甘草作半兩

阿膠散又名補肺散　治小兒肺虛氣麤喘促

阿膠一兩五錢麩炒　黍粘子炒香　甘草炙各二錢五分　馬兜鈴五錢焙

杏仁七箇去皮尖炒　糯米一兩炒

右為末每服一二錢水一盞煎至六分食後溫服

導赤散　治小兒心熱視其睡口中氣溫或合面睡及上竄咬牙皆心熱也心氣熱則心胸亦熱欲言不能而有就冷之意故合面睡

生地黃　甘草生　木通各等分

右同為末每服三錢水一盞入竹葉同煎至五分食後溫服一本不用甘草用黃芩

益黃散又名補脾散　治脾胃虛弱及治脾疳腹大身瘦

陳皮一兩去白　丁香二錢一方用木香　訶子炮去核　青皮去白　甘草炙各五錢

右為末三歲兒一錢半水半盞煎三分食前服

瀉黃散又名瀉脾散　治脾熱弄舌

藿香葉七錢　山梔子仁一錢　石膏五錢

甘草三兩　防風四兩去蘆切焙

右剉同蜜酒微炒香爲細末每服一錢至二錢水一盞煎至五分温服清汁無時

學海案聚珍本山梔仁一兩甘草三兩云一作三分方後有附論石膏文云南方以寒水石爲石膏以石膏爲寒水石正與京師相反乃大誤也蓋石膏潔白堅硬有牆壁而寒水石則軟爛以手可碎外維青黑中有細文方書中寒水石則火煅用之石膏則堅硬不可入火如白虎湯用石膏則能解肌熱破痰治頭痛若用寒水石則誤矣又有一等堅白全類石膏而方敲之亦皆成方者名方解石也可代石膏用之南人有不信此説者季忠嘗相與同就京師大藥肆中買石膏寒水石方解三種又同詣惠民和劑局及訪諸國藥詢之皆合此説乃信季忠頃編保生信效方已爲辯論恐小兒尤不可誤故復見于此

白术散　治脾胃久虚嘔吐泄瀉頻作不止精液苦竭煩渴躁但欲飲水乳食不進羸瘦困劣因而失治變成驚癇不論陽陰虚實並宜服

人參二錢五分　白茯苓五錢　白术五錢炒　藿香葉五錢

木香二錢　甘草一錢　葛根五錢渴者加至一兩

右㕮咀每服三錢水煎熱甚發渴去木香

學海案　聚珍本葛根二兩餘竝一兩

塗顖法

麝香一字　薄荷葉半字　蝎尾去毒為末半錢一作半字

蜈蚣末　牛黄末　青黛末各一字

右同研用熟棗肉劑為膏新棉上塗勻貼顖上四方可出一指許火上炙手頻熨百日內外小兒可用此

浴體法　治胎肥胎熱胎怯

天麻末二錢　全蝎去毒為末　硃砂各五錢　烏蛇肉酒浸焙乾

白礬各二錢　麝香一錢　青黛三錢

右同研勻每用三錢水三盌桃枝一握葉五七枚同煎至十沸溫熱浴之勿浴背

甘桔湯　治小兒肺熱手掐眉目鼻面

桔梗二兩　甘草一兩

右為麤末每服二錢水一盞煎至七分去滓食後溫服加荊芥防風名如聖湯熱甚加羌活黄芩升麻

安神圓　治面黄頰赤身壯熱補心　一治心虛肝熱神思恍惚

馬牙硝五錢　白茯苓五錢　麥門冬五錢　乾山藥五錢

龍腦研一字　寒水石研五錢　硃砂研一兩　甘草五錢

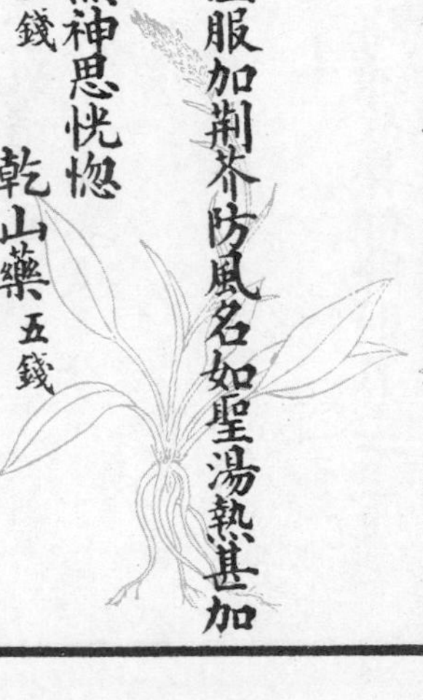

右末之煉蜜為圓雞大每服半圓沙糖水化下無時

當歸湯　治小兒夜啼者藏寒而腹痛也面青手冷不吮乳者是也

當歸　白芍藥　人參各一分　甘草炙半分

桔梗　陳皮不去白各一分

右為細末水煎半錢時時少與服又有熱痛亦啼叫不止夜發面赤唇焦小便黃赤與三黃圓人參湯下

瀉心湯　治小兒心氣實則氣上下行澀合卧則氣不得通故喜仰卧則氣上下通

黃連去鬚一兩

右為末每服五分臨卧取温水化下

生犀散　治目淡紅心虛熱

生犀二錢剉末　地骨皮自採佳　赤芍藥　柴胡根

乾葛剉各一兩　甘草炙五錢

右為粗末每服一二錢水一盞煎至七分温服食後

白餅子又名玉餅子　治壯熱

滑石末一錢　輕粉五錢　半夏末一錢　南星末一錢

巴豆念四箇去皮膜用水一升煮乾研細

右三味搗羅為末入巴豆粉次入輕粉又研勻卻入餘者藥末如法令勻糯米粉圓如菉豆大量小兒虛實用藥三歲已下每服三圓至五圓空心紫蘇湯下忌熱物若三五歲兒壯實者不以此為加至二十圓以利為度

學海案　聚珍本巴豆二十四粒餘竝二錢

利驚圓　治小兒急驚風

青黛　輕粉各一錢　牽牛末五錢　天竺黃二錢

右為末白麪糊圓如小豆大二十圓薄荷湯下　一法煉蜜圓如芡實大一粒化下

括蔞湯　治慢驚　學海案本草綱目引此云治漫驚帶有陽證者白甘遂即蚤休也

括蔞根二錢　白甘遂一錢

右用慢火炒焦黃色研勻每服一字煎麝香薄荷湯調下無時凡藥性雖冷炒焦用之乃溫也

五色圓　治五癇

硃砂五錢研　水銀一兩　雄黃一兩

鉛三兩同水銀熬　真珠末一兩研

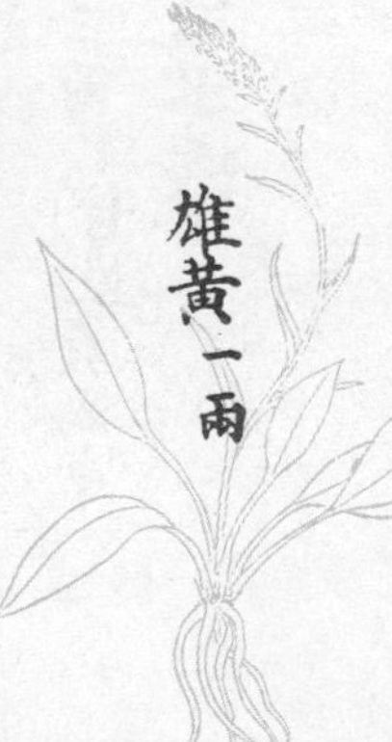

右煉蜜圓如麻子大每服三四圓金銀薄荷湯下

學海案　聚珍本金銀下有花字金銀能鎮心肝安魂魄正治驚癇今人多以金銀

器煎湯下藥斯乃古義花字衍也前涼驚圓方下亦有花字竝衍

調中圓

人參去蘆　白朮　乾薑炮各三兩　甘草炙減半

右為細末圓如菉豆大每服半圓至二三十圓食前溫水送下

塌氣圓　治虛脹如腹大者加蘿蔔子名褐圓子

胡椒一兩　蝎尾去毒五錢

右為細末麪圓粟米大每服五七圓至一二十圓陳米飲下無時一方有木香一錢

木香圓　治小兒疳瘦腹大

木香　青黛另研　檳榔　荳蔻去皮各一分

麝香另研一錢五分　續隨子去皮一兩　蝦蟆三箇燒存性

右為細末蜜圓菉豆大每服三五圓至一二十圓薄荷湯下食前

胡黃連圓　治肥熱疳

川黃連五錢　胡黃連五錢　硃砂一錢另研

右以上二物為細末入硃砂末都填入豬膽內用淡漿水煮以杖子銚子上用線釣之勿著底候壹炊久取出研入蘆薈麝香各一分飯和圓如麻子大每服五七圓至二三十圓米飲下食後一方用蝦蟆半兩不燒

蘭香散　治疳氣鼻下赤爛

蘭香葉菜名燒灰二錢　銅青五分　輕粉二字

右為細末令勻看瘡大小乾貼之

白粉散　治諸疳瘡

海螵蛸三分　白芨三分　輕粉一分

右為末先用漿水洗拭乾貼

消積圓　治大便酸臭

丁香九箇　縮砂仁二十箇　烏梅肉三箇　巴豆二箇去皮油心膜

右為細末麪糊圓黍米大三歲已上三五圓已下三二圓溫水下無時

安蟲散　治小兒蟲痛

胡粉炒黃　檳榔　川楝子去皮核　鶴虱炒各二兩

白礬鐵器熬一分　乾漆炒烟盡二分　雄黃一分　巴豆霜一分

右為細末每服一字大者半錢溫米飲調下痛時服

學海案　聚珍本無乾漆雄黃巴豆霜

紫霜圓　治消積聚

代赭石煅醋淬七次　赤石脂各一錢　杏仁五十粒去皮尖　巴豆三十粒去皮膜心出油

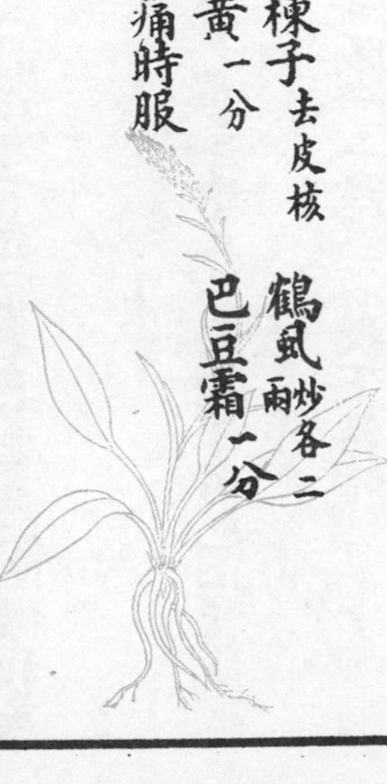

右先將杏仁巴霜入乳鉢內細研如膏卻入代赭石脂末研勻以湯浸蒸餅為圓如粟米大一歲服五圓米飲湯下一二百日內兒三圓乳汁下更宜量其虛實加減微利為度此藥兼治驚痰諸症雖下不致虛人

學海案　聚珍本無赤石脂

止汗散　治六陽虛汗上至頂不過胷也不須治之喜汗厚衣卧而額汗出也止汗散止之

右用故蒲扇灰如無扇只將故蒲燒灰研細每服一二錢溫酒調下無時

香瓜圓　治遍身汗出

大黃瓜黃色者一箇去瓤　川大黃濕紙裹煨至紙焦　胡黃連　柴胡去蘆

鱉甲醋炙黃　蘆薈　青皮　黃柏

右除黃瓜外同為細末將黃瓜割去頭填入諸藥置滿卻蓋口用杖子插定漫火內煨熟麪糊圓如菉豆大每服三二圓食後冷漿水或新水下大者五七圓至十圓

學海案　聚珍本更有黃連又云各等分

花火膏　治夜啼

燈花一棵

右塗乳上令兒吮之

白玉散　治熱毒氣客於腠理搏於血氣發於外皮上赤如丹是方用之

白土二錢五分又云滑石　寒水石五錢

右為末用米醋或新水調塗

牛黃膏　治驚熱

雄黃小棗大用獨莖蘿蔔根水幷醋共大盞煮盡　甘草末　甜硝各三錢

硃砂半錢匕　龍腦一錢匕　寒水石研細五錢匕

右同研勻蜜和為劑食後薄荷湯溫化下半皂子大

學海案　聚珍本無硃砂有鬱金末菉豆粉分量亦別雄黃甘草甜硝各一分寒水石一兩鬱金腦子各一錢菉豆粉半兩

牛黃圓　治小兒疳積

雄黃研水飛　天竺黃各二錢　牽牛末一錢

右同再研麪糊為圓粟米大每服三圓至五圓食後薄荷湯下兼治疳消積常服尤佳

大者加圓數

玉露散又名甘露散　治傷熱吐瀉黃瘦

寒水石軟而微青黑中有細紋者是　石膏堅白而牆壁手不可折者是好各半兩　甘草生一錢

右同為細末每服一字或半錢一錢食後溫湯調下

百祥圓 一名南陽圓　治瘡疹倒靨黑陷

用紅芽大戟不以多少陰乾漿水軟去骨日中曝乾復內汁中煮汁盡焙乾為末水圓如粟米大每服一二十圓研赤脂麻湯下吐利止無時

牛李膏 一名必勝膏　治同前方

牛李子

右杵汁石器內密封每服皂子大煎杏膠湯化下

宣風散　治小兒慢驚

檳榔兩箇　陳皮　甘草各半兩　牽牛四兩半生半熟

右為細末三二歲兒蜜湯調下五分已上一錢食前服

麝香圓　治小兒慢驚疳等病

草龍膽　胡黃連各半兩　木香　蟬殼去劍為末乾秤

蘆薈去砂秤　熊膽　青黛各一錢　輕粉

腦麝　牛黃各一錢別研　瓜蒂二十一箇為末

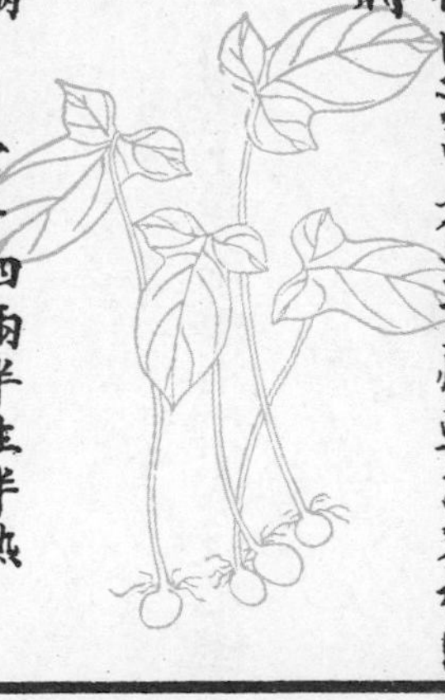

右猪膽圓如桐子及菉豆大驚疳藏府或秘或瀉清米飲或溫水下小圓五七粒至一二十粒疳眼猪肝湯下疳渴燖猪湯下亦得猪肉湯下亦得驚風發搐眼上薄荷湯化下一圓更水研一圓滴鼻中牙疳瘡口瘡研貼蟲痛苦楝子或白蕪荑湯送下百日內

小兒大小便不通水研封臍中蟲候加乾漆好麝香各少許並入生油一兩點温水化下大凡病急則研碎緩則浸化小兒虛極慢驚者勿服尤治急驚痰熱

學海案　聚珍本分腦麝為龍腦麝香二味無青黛輕粉蘆薈熊膽四味

大惺惺圓　治驚疳百病及諸壞病不可具述

辰砂研　青礞石　金牙石各一錢半　雄黃一錢

蟾灰二錢　牛黃　龍腦各一字別研　麝香半錢別研

蛇黃三錢醋淬五次

右研勻細水煮蒸餅為圓硃砂為衣如菉豆大百日兒每服一圓一歲兒二圓薄荷温湯化下食後

小惺惺圓　解毒治急驚風癇潮熱及諸疾虛煩藥毒上攻躁渴

臘月取東行母猪糞燒灰存性　辰砂水研飛　腦麝各二錢

牛黃一錢各別研　蛇黃西山者燒赤醋淬三次水研飛乾用半兩

右以東流水作麪糊圓桐子大硃砂為衣每服二圓鑰匙研破温水化下小兒纔生便宜服一圓除胎中百病食後

學海案　聚珍本腦麝分為二物云猪糞辰砂各半兩龍腦麝香各二錢

銀砂圓　治涎盛膈熱實痰嗽驚風積潮熱

水銀結砂子三皂子大　辰砂研二錢　蝎尾去毒為末　鵰砂
粉霜各研　輕粉　郁李仁去皮焙秤為末　白牽牛
鐵粉　好臘茶各三錢
右同為細末熬梨汁為膏圓如菉豆大龍腦水化下一圓至三圓亦名梨汁餅子及治
大人風涎竝食後
學海案　聚珍本好臘茶作好臘恐誤又蝎尾硼砂郁李仁粉霜牽牛輕粉作各一
錢鐵粉好蠟作各三錢

蛇黃圓　治驚癇因震駭恐怖叫號恍惚是也
蛇黃真者三箇火煅醋淬　鬱金七分一處為末　麝香一字
右為末飯圓桐子大每服一二圓煎金銀磨刀水化下

三聖圓　化痰涎寬膈消乳癖化驚風食癇諸疳小兒一歲以內常服極妙

小青圓
青黛一錢　牽牛末三錢　膩粉一錢
並研勻麪糊圓黍米大

小紅圓
天南星末一兩生　硃砂半兩研　巴豆一錢取霜

並研勻薑汁麪糊圓黍米大

小黃圓

半夏生末一分　巴豆霜一字　黃蘗末一字

並研勻薑汁麪糊圓黍米大　已上百日者各一圓一歲者各二圓隨乳下

學海案　聚珍本小青圓作青黛一分牽牛末三分膩粉二錢小紅圓巴豆作二錢小黃圓黃蘗作半錢

鐵粉圓　治涎盛潮搐吐逆

水銀砂子二分　硃砂　鐵粉各一分　輕粉二分

天南星炮製去皮臍取末一分

右同研水銀星盡為度薑汁麪糊圓粟米大煎生薑湯下十圓至十五圓二三十圓無時

銀液圓　治驚熱膈實嘔吐上盛涎熱

水銀半兩　天南星炮二錢　白附子一錢炮

右為末用石腦油為膏每服一皂子大薄荷湯下

學海案　聚珍本有龍腦半錢輕粉一錢蝎尾廿一枚炙去毒右同研勻石腦油丸如菉豆每服二三丸乳香湯下大者稍加無時

鎮心圓　治小兒驚癇心熱
硃砂　龍齒　牛黃各一錢　鐵粉　琥珀
人參　茯苓　防風各二錢　全蝎七箇焙
右末煉蜜圓如桐子大每服一圓薄荷湯下
金箔圓　治急驚涎盛
金箔二十片　天南星剉炒　白附子炮　防風去蘆須焙
半夏湯浸七次切焙乾秤各半兩　雄黃　辰砂各一分
生犀末半分　牛黃　腦麝各半分以上六物研
右為細末薑汁麪糊圓麻子大每服三五圓至一二十圓人參湯下如治慢驚去龍腦
服無時
學海案　聚珍本作牛黃龍腦麝香各半錢雄黃辰砂各二分餘同
辰砂圓　治驚風涎盛潮作及胃熱吐逆不止
辰砂別研　水銀砂子各一分　天麻　牛黃五分
腦麝別研五分　生犀末　白殭蠶酒炒　蟬殼去足
乾蝎去毒炒　麻黃去節　天南星湯浸七次焙切乾秤各一分
右同為末再研勻熟蜜圓如菉豆大硃砂為衣每服一二圓或五七圓食後服之薄荷

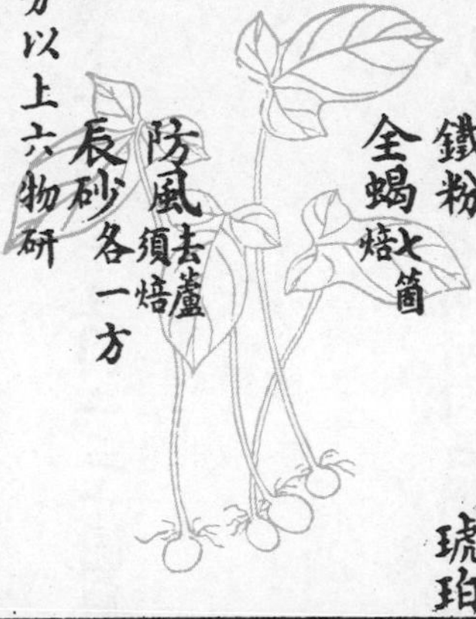

湯送下

學海案 聚珍本天麻一分龍腦麝香牛黃各五錢餘同

剪刀股圓 治一切驚風久經宣利虛而生驚者

硃砂 天竺黃各研 白殭蠶去頭足炒 蝎去毒炒

乾蟾去四足并腸洗炙焦黃為末 蟬殼去土 五靈脂去黃者為末各一分

牛黃 龍腦并研各一字 麝香研五分 蛇黃五錢燒赤醋淬三五次放水研飛

右藥末共二兩四錢東流水煮白麪糊圓桐子大每服一圓剪刀環頭研食後薄荷湯化下如治慢驚即去龍腦

麝蟾圓 治驚涎潮搐

大乾蟾秤二錢燒另研 鐵粉三錢 硃砂 青礞石末

雄黃末 蛇黃燒取末各二錢匕 龍腦一字 麝香一錢匕

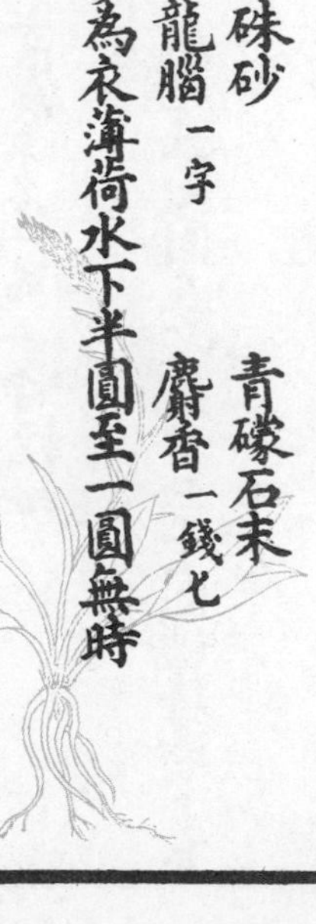

右件研勻水浸蒸餅為圓如桐子大硃砂為衣薄荷水下半圓至一圓無時

學海案 聚珍本鐵粉作輕粉

軟金丹 治驚熱痰盛壅嗽膈實

天竺黃 輕粉各二兩 青黛一錢 黑牽牛取頭末

半夏用生薑三錢同擣成麹焙乾再為細末各三分

右同研勻熟蜜劑為膏薄荷水化下半皂子大至一皂子大量兒度多少用之食後

學海案　聚珍本竺黃輕粉各半兩一作二兩青黛作一分餘同

桃枝圓　疏取積熱及結胸又名桃符

巴豆霜　川大黃　黃蘗末各一錢一字　輕粉

硇砂各五分

右為細末麪糊圓粟米大煎桃枝湯下一歲兒五七圓五七歲二三十圓桃符湯下亦得未晬兒三二圓臨臥

學海案　聚珍本黃蘗下云各一分一字

蟬花散　治驚風夜啼咬牙咳嗽及療咽喉壅痛

蟬花和殼　白殭蠶直者酒炒熟　甘草炙各一分　延胡索半分

右為末一歲一字四五歲半錢蟬殼湯下食後

鉤藤飲子　治吐利脾胃虛風慢驚

鉤藤三分　蟬殼　防風去蘆頭切　　人參去蘆頭人參切去蘆頭

麻黃去節秤　白殭蠶炒黃　天麻

蝎尾去毒炒各半兩　甘草炙　川芎各一分　麝香一分別研入

右同為細末每服二錢水一盞煎至六分溫服量多少與之寒多加附子末半錢無時

今治傷折藥學海案　聚珍本麝香作一錢按上稱三分一分分字皆讀去聲今宜
改作錢字麝香一分分字如字讀乃合方後加附子末半錢加于二錢劑中也

抱龍圓　治傷風瘟疫身熱昏睡氣粗風熱痰塞壅嗽驚風潮搐及蠱毒中暑沐浴後並可服壯實小兒宜時與服之

天竺黃一兩　雄黃一錢水飛　辰砂　麝香各半兩別研

天南星四兩臘月釀牛膽中陰乾百日如無只將生者去皮臍剉炒乾用

右為細末煮甘草水和圓皂子大溫水化下服之百日小兒每圓分作三四服五歲一二圓大人三五圓亦治室女白帶伏暑用鹽少許嚼一二圓新水送下臘月中雪水煮甘草和藥尤佳一法用漿水或新水浸天南星三日候透軟煮三五沸取出乘軟切去皮只取白軟者薄切焙乾炒黃色取末八兩以甘草二兩半拍破用水二碗浸一宿熳火煮至半碗去滓旋旋洒入天南星末慢研之令甘草水盡入餘藥

豆卷散　治小兒慢驚多用性太溫及熱藥治之有驚未退而別生熱症者有病愈而致熱症者有反為急驚者甚多當問病者幾日因何得之曾以何藥療之可用解毒之藥無不效宜此方

大豆黃卷水浸黑豆生芽是也晒乾　板藍根　貫衆

甘草炙各一兩

右四物同為細末每服半錢至一錢水煎去滓服甚者三錢漿水內入油數點煎又治吐蟲服無時

龍腦散　治急慢驚風

大黃蒸　甘草　半夏湯洗薄切用薑汁浸一宿焙乾炒

金星石　禹餘粮　不灰木　青蛤粉

銀星石　寒水石

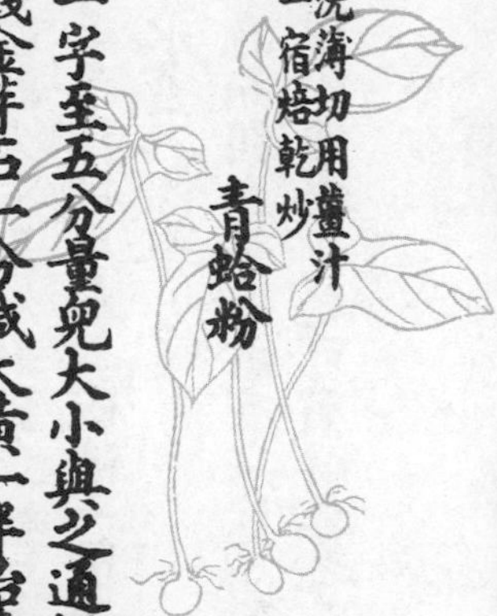

右各等分同為細末研入龍腦一字再研勻新水調一字至五分量兒大小與之通解諸毒本舊方也仲陽添入甘松三兩枝藿香葉末一錢金芽石一分減大黃一半治藥毒吐血神妙

虛風方　治小兒吐瀉或誤服冷藥脾虛生風因成慢驚

大天南星一箇重八九錢已上者良

右用地坑子一個深三寸許用炭火五斤燒通赤入好酒半盞在內然後入天南星卻用炭火三兩條蓋卻坑子候南星微裂取出剉碎再炒勻熟不可稍生候冷為細末每服五分或一字量兒大小濃煎生薑防風湯食前調下無時

虛風又方

半夏一錢湯洗七次薑汁浸半日晒乾　梓州厚朴一兩細剉

右件米泔三升同浸一百刻水盡為度如百刻水未盡□火熬乾去厚朴□只將半夏研為細末每服一字半字薄荷湯調下無時

褊銀圓　治風涎膈實上熱及乳食不消腹脹喘麤

巴豆去皮油心膜研細　水銀各半兩　黑鉛二錢半水銀結砂子　麝香五分另研

好墨八錢研

右將巴豆末并墨再研勻和入砂子麝香陳米粥和圓如菉豆大捏褊一歲一圓二三歲二三圓五歲以上五六圓煎薄荷湯放冷送下不得化破更量虛實增減並食後

又牛黃膏　治熱及傷風疳熱

雄黃研　甘草末　川甜稍各一分　寒水石生飛研一兩

腦子一錢　菉豆粉半兩

右研勻鍊蜜和成膏薄荷水化下半皂子大食後

學海案　聚珍本寒水石作一分一作一兩有鬱金末一錢此與前牛黃膏小異

聚珍本作生黃膏

五福化毒丹　治瘡疹餘毒上攻口齒躁煩亦咽乾口舌生瘡及治蘊熱積毒熱驚惕狂躁

生熟地黃焙秤各五兩　元參　天門冬去心　麥門冬去心焙秤各三兩

甘草炙　甜梢各二兩　青黛一兩半

右上八味為細末後硝入硝黛鍊蜜圓如雞頭大每服半圓或一圓食後水化下

羌活膏　治脾胃虛肝氣熱盛生風或取轉過或吐瀉後為慢驚亦治傷寒

羌活去蘆頭　川芎　人參去蘆頭　赤茯苓去皮
白附子炮各半兩　天麻一兩　白殭蠶酒浸炒黃　乾蝎去毒炒
白花蛇酒浸取肉焙乾各一分　川附子炮去皮臍　防風去蘆頭切焙
麻黃去節焙各三錢　荳蔻肉　雞舌香即母丁香　藿香葉
木香各二錢　輕粉一錢　珍珠　麝香
牛黃各一錢　龍腦半字　雄黃　辰砂各一分已上七味各別研入

右同為細末熟蜜和劑旋圓大豆大每服一二圓食前薄荷湯或麥冬湯溫化下實熱驚急勿服性溫故也服無時

學海案　聚珍本白花蛇下云各一兩木香上有沈香一味後附辨雞舌香文云古今論雞舌香同異紛紛或以為番棗核或以為母丁香互相排抵竟無定說季忠以為最為易辨所以久無定說者惑于其名耳古人名藥多以其形似者名之如烏頭狗脊鶴虱之類是番棗核母丁香本是二物皆以形似雞舌故名適同凡藥同名異實如金櫻地錦之類不足怪也如雞舌二類各有主療番棗核者得於乳香中

多用之母丁香即丁香之老者極芳烈古人含雞舌香乃此類也今治氣溫中藥多用之所謂最易辨者如此

郁李仁圓　治襁褓小兒大小便不通驚熱痰實欲得溏動者

郁李仁去皮　川大黃去粗皮取實者剉酒浸半日控乾炒為末各一兩　滑石半兩研細

右先將郁李仁研成膏和大黃滑石圓如黍米大量大小與之以乳汁或薄荷湯下食前

犀角圓　治風熱痰實面赤大小便秘澀三焦邪熱腑藏蘊毒疏導極穩方

生犀角末一分　人參去蘆頭切　枳實去瓤炙　檳榔半兩

黃連一兩　大黃二兩酒浸切片以巴豆去皮一百個貼在大黃上紙裹飯上蒸三次切炒令黃焦去巴豆不用

右為細末鍊蜜和圓如麻子大每服一二十圓臨卧熟水下未動加圓亦治大人孕婦不損

異功散　溫中和氣治吐瀉不思乳食凡小兒虛冷病先與數服以助其氣

人參切去頂　茯苓去皮　白朮　陳皮剉

甘草各等分

右為細末每服二錢水一盞生薑五片棗兩個同煎至七分食前溫量多少與之

藿香散　治脾胃虛有熱面赤嘔吐涎嗽及轉過度者

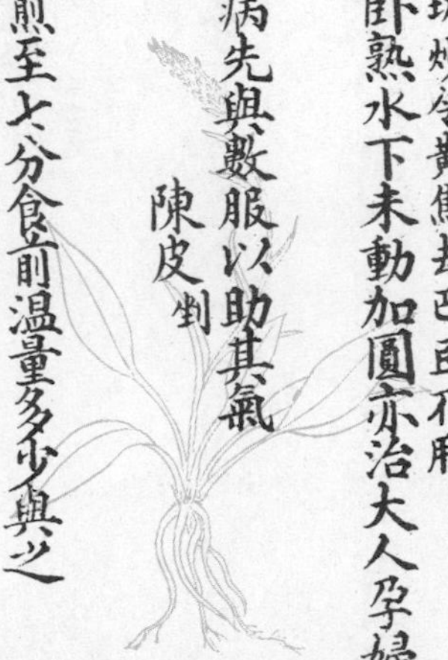

麥門冬去心焙　半夏麴　甘草炙各半兩　藿香葉一兩

右為末每服五分至一錢水一盞半煎七分食前溫服

學海案　聚珍本有石膏半兩

如聖圓　治冷熱疳瀉

胡黃連　白蕪荑去扇炒　川黃連各二兩　史君子一兩去殼秤

麝香別研五分　乾蝦蟆五枚剉酒熬膏

右為末用膏圓如麻子大每服人參湯下二三歲者五七圓以上者十圓至十五圓無時

白附子香連圓　治腸胃氣虛暴傷乳哺冷熱相雜瀉痢赤白裏急後重腹痛扭撮晝夜頻併乳食減少

黃連　木香各一分　白附子大二個

右為末粟米飯圓菉豆大或黍米大或服十圓至二三十圓食前清米飲下日夜各四五服

豆蔻香連圓　治泄瀉不拘寒熱赤白陰陽不調腹痛腸鳴切痛可用如聖

黃連炒三分　肉豆蔻　南木香各一分

右為細末粟米飯圓米粒大每服米飲湯下十圓至二三十圓日夜各四五服食前

小香連圓　治冷熱腹痛水穀利滑腸方

木香　訶子肉各一分　黃連半兩炒

右為細末飯和圓菉豆大米飲下十圓至三五十圓頻服之食前

二聖圓　治小兒藏府或好或瀉久不愈羸瘦成疳

川黃連去須　黃蘗去粗皮各一兩

右為細末將藥末入猪膽内湯煮熟圓如菉豆大每服二三十圓米飲下量兒大小加減頻服無時

沒石子圓　治泄瀉白濁及疳痢滑腸腹痛者方

木香　黃連各一分一作各二錢半　沒石子一箇　荳蔻仁二個

訶子肉三箇

右為細末飯和圓麻子大米飲下量兒大小加減食前

當歸散　治變蒸有寒無熱

當歸二錢　木香　官桂　甘草炙

人參各一錢

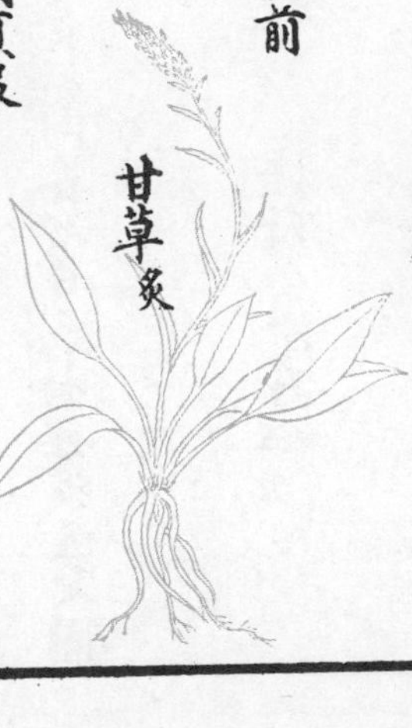

右㕮咀每服二錢水七分盞薑三片棗一枚去核同煎服

溫白圓　治小兒脾氣虛困泄瀉瘦弱冷疳洞利及因吐瀉或久病後成慢驚身冷瘈瘲

天麻生半兩　白殭蠶炮　白附子生　乾蝎去毒

天南星剉湯浸七次焙各一分

右同為末湯浸寒食麪和圓如菉豆大圓了仍與寒食麪內養七日取出每服五七圓至二三十圓空心煎生薑米飲漸加圓數多與服

荳蔻散　治吐瀉煩渴腹脹小便少

荳蔻　丁香各半分　舶上硫黃一分　桂府白滑石三分

右為細末每服一字至半錢米飲下無時

溫中圓　治小兒胃寒瀉白腹痛腸鳴吐酸水不思食及霍亂吐瀉

人參切去頂焙　甘草剉焙　白术各一兩為末

右薑汁麪和圓菉豆大米飲下一二十個無時

胡黃連麝香圓　治疳氣羸瘦白蟲作方

胡黃連　白蕪荑去扇各一兩　木香　黃連各半兩

辰砂另研一分　麝香剉研一錢

右為細末麪糊圓菉豆大米飲下五七圓至十圓三五歲已上者可十五圓二十圓無時

大胡黃連圓　治一切驚疳腹脹蟲動好喫泥土生米不思飲食多睡吼唾藏府或秘或

瀉肌膚黃瘦毛焦髮黃飲水五心煩熱能殺蟲消進飲食治瘡癬常服不瀉痢方

胡黃連　黃連　苦楝子各一兩　白蕪荑去扇半兩秋初三分

蘆薈另研　乾蟾頭燒存性研各一分另　麝香一錢另研　青黛一兩半另研

右將先前四味為細末猪膽汁和為劑每一胡桃大入巴豆仁一枚置其中用油單一重裹之蒸熟去巴豆用米一升許蒸米熟為度入後四味為圓如難圓少入麪糊圓麻子大每服十圓十五圓清米飲下食後臨卧日進三四服

榆仁圓　治府熱瘦悴有蟲久服充肥

榆仁去皮　黃連去頭各一兩

右為細末用猪膽七個破開取汁與二藥同和入碗内甑上蒸九日每日一次候日數足研麝香五分湯浸一宿蒸餅同和成劑圓如菉豆大每服五七圓至一二十圓米飲下無時

大蘆薈圓　治府殺蟲和胃止渴

蘆薈研　木香　青橘皮

黃連　白蕪荑去扇秤　雷丸破開白者佳赤者殺人勿用

鶴虱微炒各半兩　麝香二錢另研

右為細末粟米飲圓菉豆大米飲下二十圓無時

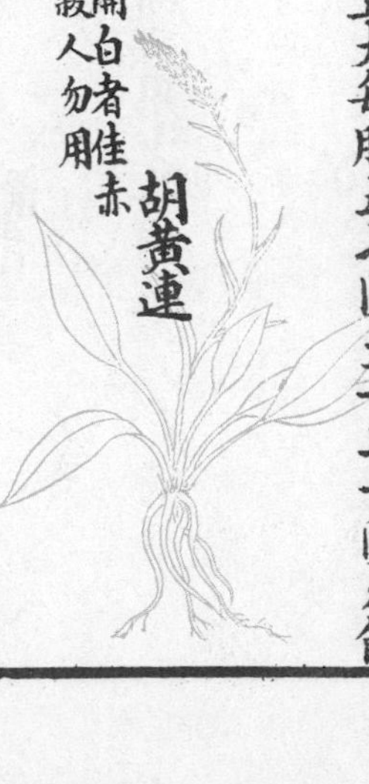

胡黃連

龍骨散　治疳口瘡走馬疳

砒霜　蟾酥各一字　粉霜五分　龍骨一錢

定粉一錢五分　龍腦半字

右先研砒粉極細次入龍骨再研次入定粉等同研每用少許傅之

橘連圓　治疳瘦久服消食和氣長肌肉

陳橘皮一兩　黃連一兩五錢去鬚米泔浸一日

右為細末研入麝香五分用猪膽七箇分藥入在膽內漿水煮候臨熟以鍼微劄破以熟為度取出以粟米粥和圓菉豆大每服十圓至二三十圓米飲下量兒大小與之無時

龍粉圓　治疳渴

草龍膽　定粉　烏梅肉焙秤　黃連各二分

右為細末煉蜜圓如麻子大米飲下一二十圓無時

香銀圓　治吐

丁香　乾葛各一兩　半夏湯浸七次切焙　水銀各半兩

右上三味同為細末將水銀與藥同研勻生薑汁圓如麻子大每服一二圓至五七圓煎金銀湯下無時

金華散　治乾溼瘡癬
黃丹煅一兩　輕粉一錢　黃蘗　黃連各半兩
麝香少許
右為末先洗次乾摻之如乾癬瘡用臘月猪脂和傅如無用麻油亦可加黃芩大黃
安蟲圓　治上中二焦虛或胃寒蟲痛及痛又名苦楝圓方
乾漆三分杵碎炒烟盡　雄黃　巴豆霜一錢
右為細末麪糊圓黍米大量兒大小與服取東行石榴根煎湯下痛者煎苦楝根湯下
或蕪荑湯下五七圓至三二十圓發時服
蕪荑散　治胃寒蟲痛
白蕪荑去扇秤　乾漆炒各等分
右為細末每服一字或五分一錢米飲調下發時服右方杜壬養生必用方同杜亦治
胃寒蟲上
膽礬圓　治疳消癖進食止瀉和胃遣蟲
膽礬真者一錢為麤末　綠礬真者二兩　大棗十四個去核　好醋一升
已上四物同煎熬令棗爛和後藥
史君子二兩去殼　枳實去穰炒三兩　黃連　訶黎勒去核各一兩並為粗末

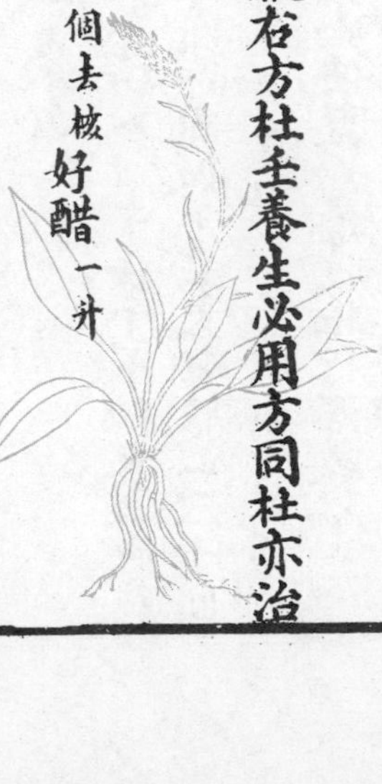

巴豆二七枚去皮破之

已上五物同炒令黑約三分乾入後藥

夜明砂一兩　蝦蟆灰一兩存性　苦楝根皮末半兩

已上三物再同炒候乾同前四物杵羅為末卻同前膏和入臼中杵千下如未成更旋入熟棗肉亦不可多恐服之難化太稠即入溫水可圓即圓如菉豆大每服二三十圓米飲溫水下不拘時

真珠圓　取小兒虛中一切積聚驚涎宿食乳癖治大小便澀滯療腹脹行滯氣

木香　白丁香真者　丁香末五分　巴豆仁十四個水浸一宿研極膩

輕粉各五分留少許為衣　白滑石末二錢

右為末研勻溼紙裹燒粟米飯圓麻子大一歲一圓八九歲已上至十五歲服八圓炮皂子煎湯放冷下挾風熱難動者先服涼藥一服乳癖者減圓數隔日臨卧一服

消堅圓　消乳癖及下交奶又治痰熱膈實取積

硇砂末　巴豆霜　輕粉各一錢　水銀砂子兩皂子大

細墨少許　黃明膠末五錢

右同研勻入麪糊圓如麻子大倒流水下一歲一圓食後

百部圓　治肺寒壅嗽微有痰

百部三兩炒　麻黃去節　杏仁四十個去皮尖微炒煮三五沸

右為末煉蜜圓如芡實大熱水化下加松子仁肉五十粒糖圓之含化大妙

紫艸散　發斑疹

鈎藤鈎子　紫草茸各等分

右為細末每服一字或五分一錢温酒調下無時

秦艽散　治潮熱減食蒸瘦方

秦艽去蘆頭切焙　甘草炙各一兩　乾薄荷半兩勿焙

右為麤末每服一二錢水一中盞煎至八分食後温服

地骨皮散　治虛熱潮作亦治傷寒壯熱及餘熱方

地骨皮自採佳　知母　銀州柴胡去蘆　甘艸炙

半夏湯洗十次切焙　人參切去頂焙　赤茯苓各等分

右為細末每服二錢薑五片水一盞煎至八分食後温服量大小加減

人參生犀散　解小兒時氣寒壅欬嗽痰逆喘滿心忪驚悸藏府或秘或泄調胃進食又主一切風熱服尋常凉藥即瀉而減食者

人參切去蘆三錢　前胡去蘆七錢　甘草炙黃二錢　桔梗

杏仁去皮尖略曝乾為末秤各五錢

右將前四味為末後入杏仁再粗羅羅過每服二錢水一盞煎至八分去滓温服食後

三黃圓　治諸熱

黃芩半兩去心　大黃去皮溼紙裹煨　黃連去鬚各一錢

右同為細末麪糊圓菉豆大或麻子大每服五七圓至十五圓二十圓食後米飲送下

治顖開不合鼻塞不通方

天南星大者微炮去皮為細末淡醋調塗緋帛上貼顖上火炙手頻熨之

黃芪散　治虛熱盜汗

牡蠣煅　黃芪　生地黃各等分

右為末煎服無時

虎杖散　治實熱盜汗

右用虎杖剉水煎服量多少與之無時

捻頭散　治小便不通方

延胡索　川苦楝各等分

右同為細末每服五分或一錢捻頭湯調下量多少與之如無捻頭湯即湯中滴油數點食前

羊肝散　治瘡疹入眼成翳

右用蟬蛻末水煎羊子肝湯調服二三錢凡痘瘡纔欲着痂即用酥或面油不住潤之可揭即揭去若不潤及遲揭瘡硬即隱成瘢痕

蟬蛻散　治斑瘡入眼半年已內者一月取效

蟬蛻去土取末一兩　猪懸蹄甲二兩罐子內鹽泥固濟燒存性

右二味研入羚羊角細末一分拌勻每服一字百日外兒五分三錢以上一二錢溫水或新水調下日三四夜一二食後服一年以外難治

烏藥散　治乳母冷熱不和及心腹時痛或水瀉或乳不好

天台烏藥　香附子破用白者　高良薑　赤芍藥

右各等分為末每服一錢水一盞同煎六分溫服如心腹疼痛入酒煎水瀉米飲調下無時

二氣散　治冷熱驚吐反胃一切吐利

硫黃半兩研　水銀二錢半研不見星如黑煤色為度

右每服一字至五分生薑水調下或同炒結砂為圓

葶藶圓　治乳食衝肺咳嗽面赤痰喘

甜葶藶隔紙炒　黑牽牛炒　漢防已　杏仁炒去皮尖各一錢

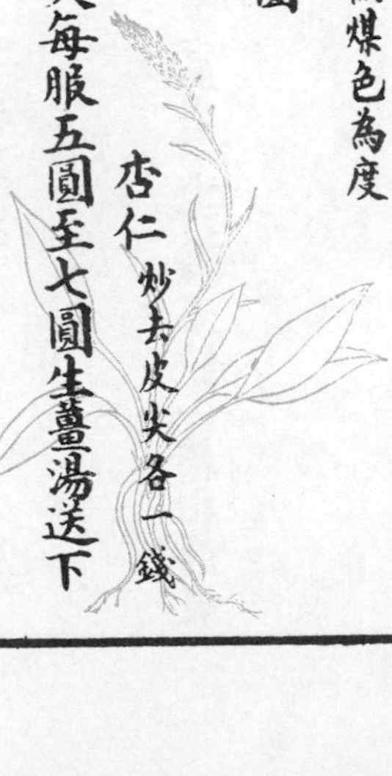

右為末入杏仁泥取蒸陳棗肉和搗為圓如麻子大每服五圓至七圓生薑湯送下

麻黃湯　治傷風發熱無汗咳嗽喘急

麻黃去節三錢水煮去沫漉出晒乾　肉桂二錢　甘草炙一錢

杏仁七箇去皮尖麩炒黃研膏

每服一錢水煎服以汗出為度自汗者不宜服

生犀磨汁　治瘡疹不快吐血衂血

生犀磨汁

學海案　聚珍本有生犀散云消毒氣解內熱用生犀磨濃汁微溫飲一茶脚許乳食後更量大小加減之與此方同而治異

大黃圓治諸熱

大黃　黃芩各一兩

右為末鍊蜜圓如菉豆大每服五圓至十圓溫蜜水下量兒加減

史君子圓　治藏府虛滑及疳瘦下利腹脇脹滿不思乳食常服安蟲補胃消疳肥肌

厚朴去粗皮薑汁塗焙　甘草炙　訶子肉半生半煨　青黛各半兩如是兼驚及熱瀉入此味如只變疳不調不用此味

陳皮去白一分　史君子去殼一兩麪裹煨熟去麪不用

右為末煉蜜圓如小雞頭大每服一圓米飲化下百日已上一歲已下服半圓乳汁化下

青金丹　疏風利痰

蘆薈　牙硝　青黛各一錢　史君子三枚

硼砂　輕粉各五分　蝎梢十四箇

右末磨香墨拌圓麻子大每三圓薄荷湯下

燒青圓　治乳癖

輕粉　粉霜　硇砂各一錢　白麪二錢

玄精石一分　白丁香一字　定粉一錢　龍腦十字

右同一處研令極細滴水和為一餅以文武火燒熟勿焦再為末研如粉麪滴水和圓如黃米每服七圓擬水化下三歲以下服五圓量兒大小加減服之此古方也

敗毒散　治傷風瘟疫風溼頭目昏暗四肢作痛增寒壯熱項強睛疼或惡寒咳嗽鼻塞聲重

柴胡洗去蘆　前胡　川芎　枳殼

羌活　獨活　茯苓　桔梗炒

人參各一兩　甘草半兩

右為末每服二錢入生薑薄荷煎加地骨皮天麻或㕮咀加蟬蛻防風治驚熱可加芍藥乾葛黃芩無汗加麻黃

學海案　聚珍本方末無加地骨皮以下有云此古方也錢氏加甜葶藶半兩薄荷葉半兩名羌活散蓋閻氏注也

皖南建德周氏校刊

後序

余平生刻意方藥，察脈按證，雖有定法，而探源應變，自謂妙出意表。蓋脈難以消息求，證不可言語取者，襁褓之嬰孩，提孩之童，尤甚焉。故專一為業，垂四十年，因緣遭遇，供奉禁掖，累有薄效，誤被恩寵。然小兒之疾，陰陽癇為最大，而醫所罕惠。經有備論，至於斑疹之候，蔑然危惡，與驚搐、傷寒二癇大同，而用藥甚異，投劑小差，悖謬難整，而醫者恬不為慮。比得告歸里中，廣川及之出方一帙示予，予開卷而驚嘆曰：是予平昔之所究心者，而予乃不言傳而得之。予深嘉及之少年藝術之精，而又愜素所願以授人者，於是輒書卷尾焉。時元祐癸酉十月丙申日，翰林醫官、太醫丞、賜紫金魚袋錢乙題。

小兒藥證直訣附方

學海案　聚珍本較此本少涼驚圓同名異方粉紅圓阿膠散塗顖法浴體法甘桔湯利驚圓消積圓花火膏百祥圓牛李膏宣風散蛇黃圓鎮心丸同名異方抱龍圓五福化毒丹當歸散安蟲圓蕪荑散人參生犀散羊肝散葶藶圓生犀磨汁史君子圓青金丹同名異方燒青圓共二十六方而別有木瓜圓青金丹生犀散與生犀磨汁方同治異　龍腦膏梔豉飲子白虎湯大黃圓同名異方鎮心圓鈎藤膏魏香散涼驚圓獨活飲子三黃散人參散檳榔散黃耆散同名異方地骨皮散同名異方蘭香散傅齒立效散蚵皮圓共二十方其間龍腦膏梔豉飲子白虎湯鈎藤膏魏香散五方已見閻氏書中餘十五方未知何出附錄於此以備習是業者有所採焉

木瓜丸　止吐

木瓜末　麝香　膩粉　木香末　檳榔末各一字

右同研麪糊丸如小黃米大每服一二丸甘草水下無時服

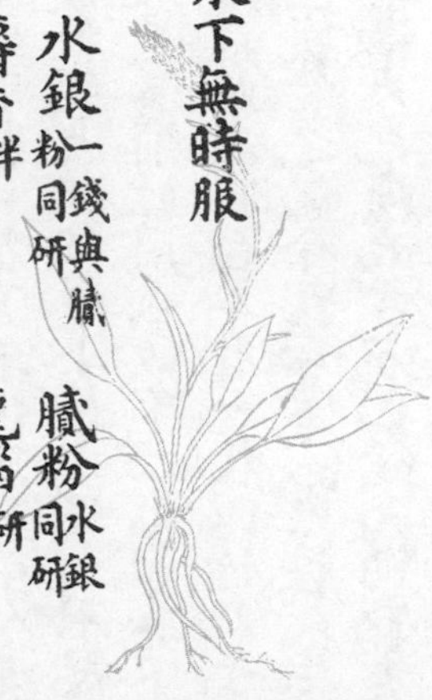

青金丸

青黛研　雄黃飛研　胡黃連各半兩　白附子炮剖二錢　水銀一錢與膩粉同研　膩粉同水銀研
熊膽用溫水化入　蘆薈研　蟾酥各研入一分　麝香半分　龍腦研
硃砂飛研　鉛霜各研一字

右為細末令勻用熬過豬膽汁浸蒸餅和丸如黃米大退驚治風化蟲殺疳除百病進乳食治一切驚風天瘹目睛上視手足搐搦狀候多端用藥一丸溫水化滴鼻中令嚏噴三五次更用薄荷湯下二丸即愈如久患五疳腹脹頭大四肢瘦小好喫泥土不思乳食愛咬指甲時撏眉毛頭髮稀疏肚上青筋及又患瀉痢竝用米飲下二丸如鼻下赤爛口齒疳蟲并口瘡等用乳汁研二丸塗在患處疳眼雀目白羊肝一枚以竹刀子批開入藥二丸在內以麻縷纏定用淘米泔煮熟空腹食之仍令乳母常忌魚腥大蒜雞鴨豬肉等此藥若隔三二日一服永無百疾不染橫夭之疾此古方也錢氏獨麝香比此加倍

生犀散　消毒氣解內熱

生犀（凡咸物者皆經蒸煮不堪用須生者為佳）

右一物不拘多少于澀器物中用新水磨濃汁微溫飲一茶脚許乳食後更量大小加減之

大黃丸　治風熱裏實口中氣熱大小便閉赤飲水不止有下證者宜服之

大黃（一兩酒洗過米下蒸熟切片暴乾）　川芎（一兩剉）　甘草（一分剉炙）　黑牽牛（半兩半生熟炒）

右為細末稀糊和丸如麻子大二歲每服十丸溫蜜水下乳後服以溏利為度未利加丸數再服量大小虛實用之

鎮心丸 涼心經治驚熱痰盛

甜硝（白者） 人參（切去蘆末） 甘草（炙取末） 寒水石（燒各一兩） 乾山藥（白者） 白茯苓（各二兩）

硃砂（一兩） 龍腦 麝香（各一錢三味并研碎）

右為末熟蜜丸雞頭大如要紅入坏子胭脂二錢即染胭脂是也溫水化下半丸至一二丸食後

涼驚丸

硼砂（研） 粉霜（研） 郁李仁（去皮焙乾為末） 輕粉 鐵粉（研）

白牽牛末（各一錢） 好臘茶（三錢）

右同為細末熬梨汁為膏丸菉豆大龍腦水化下一丸至三丸亦名梨汁膏子及治大人風涎竝食後服（一本無白牽牛末）

獨活飲子 治腎疳臭息候良方

天麻 木香 獨活 防風（各一錢） 麝香（少許研細末和入）

右每服一錢匕小者半錢麥門冬熟水調下

三黃散 治腎疳崩砂候良方

牛黃 大黃 生地黃 木香 青黛（各等分為末）

右每服一錢匕熟水調服

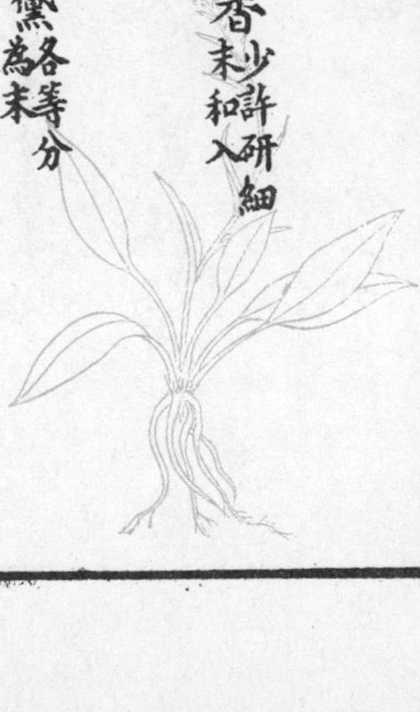

人參散　治腎疳潰槽候良方

肉豆蔻炮　胡黃連　人參　杏仁炒　甘草炙各等分為末

右每服一錢匕小者半錢溫熱水調服

檳榔散　治腎疳宣露候良方　木香　檳榔　人參　黃連　甘草炙各等分為末

右每服一錢小者半錢熟水調服

黃芪散　治腎疳腐根候良方

黃芪蜜炙　牛黃　人參　天麻　蠍去毒　杏仁炒

白茯苓　川當歸　生地黃洗　熟乾地黃洗各等分為末

右每服小者半匕煎天門冬熟水調服麥門冬亦得

地骨皮散　治腎疳齦齶牙齒肉爛腐臭鮮血常出良方

生乾地黃半兩　真地骨皮　細辛各一分　五倍子炒令焦二錢

右為末每用少許傅之頻與功效多不妨　議曰本經所載疳證有五謂五藏所受故得其名今述腎疳一臟有五證候者最為要急不可同常此疾具陳有五種候傳迅疾可畏乃知走馬之號不誣初發之時兒孩口臭上干胃口氣息臭鬱漸進損筋齦肉生瘡或腫或爛其齒焦黑又進從牙槽內發作瘡炮破潰膿爛又進熱逼入脈常血出其熱注久牙齦腐壞槽寬齒脫六七歲孩落盡不復更生豈可治療今以妙

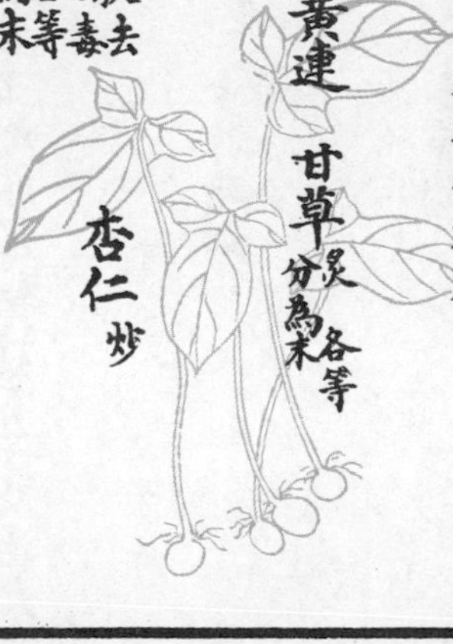

方宜速與隨其傳變而理不待疾作而後藥也

蘭香散　治小兒走馬疳牙齒潰爛以至崩砂出血齒落者

輕粉　蘭香末各一錢　蜜陀僧醋淬為末半兩

右研如粉傅齒及齦上立效　議曰嬰孩受病證候多疳良由氣鬱三焦疳分五臟内有腎經常虛得疳名之曰急以走馬為喻治療頗難此等證初作口氣名曰臭息次第齒黑名曰崩砂盛則齦爛名曰潰槽又盛血出名曰宣露重則齒自脱落名曰腐根其根既腐何由理之嗟乎豪家育子餔以甘肥腎堂受之虛熱或因母在難月恣食厚味令兒所招俱非偶然而作今將秘方述于後

傅齒立效散

鴨觜膽礬一錢匕煅紅研　麝香少許

右研勻每以少許傅牙齒齦上又一方用蟾酥一字加麝香和勻傅之　議曰血之流行者榮也氣之循環者衛也變蒸足後飲食之間深恐有傷于榮衛而作衆疾其或氣傷于毒血傷于熱熱毒攻之虛臟所受何臟為虛蓋小兒腎之一臟常主虛不可令受熱毒攻及腎臟傷乎筋骨惟齒受骨之餘氣故先作疾名曰走馬非徐徐而作所宜服藥甘露飲地黃膏化毒丹消毒飲其外證以前件立效散及麝酥膏傅之切忌與食熱毒之物此疳不同常證醫宜深究保全為上若用常方難于痊愈

蚵皮丸　治小兒五疳八利乳食不節寒温調適乖違毛髮焦黃皮膚枯悴脚細肚大顱解骨惱漸覺尫羸時發寒熱盜汗咳嗽腦後核起腹内塊生小便泔濁膿痢澱青搊眉咬指喫土甘酸吐食不化煩渴併頻心神昏瞀鼻赤脣燥小蟲既出蛔蟲咬心疳眼雀目名曰丁奚此藥效驗如神

蚵蚾酒浸去骨焙　白蕪荑去皮　黃連去鬚　胡黃連各一兩半　青黛半兩為衣

右件研為細末豬膽汁麪和丸如粟米大每服三十丸用飯飲吞下食後臨卧日進三服

中醫臨床經典系列

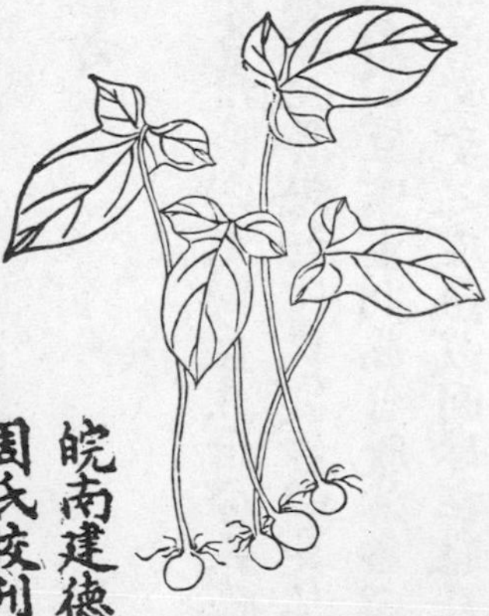

皖南建德周氏校刊

附加

# 閻氏小兒方論

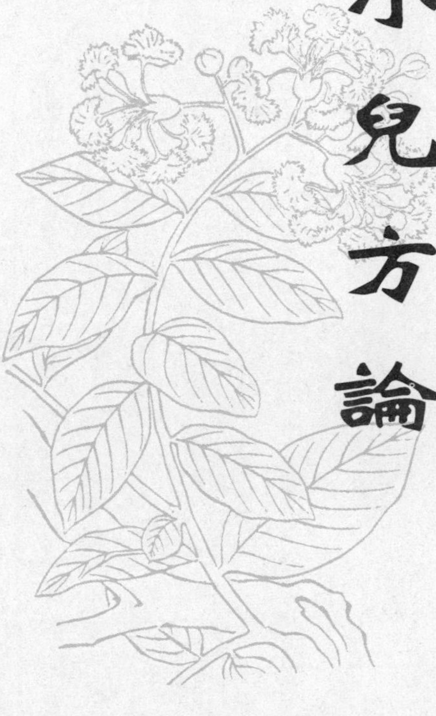

閻季忠 撰

閻氏小兒方論　　宋大梁閻孝忠著

余家幼稚多疾卒用錢氏方訣取效如神因復研究諸法有得于心如驚疳等錢仲陽之未悉者今見於下

小兒急慢驚古書無之惟曰陰陽癇所謂急慢驚者後世名之耳正如赤白痢之類是也陽動而速故陽病曰急驚陰靜而緩故陰病曰慢驚此陰陽虛實寒熱之别治之不可悞也急驚由有熱熱即生風又或因驚而發則目上目劄涎潮搐搦身體與口中氣皆熱及其發定或睡起即了了如故此急驚證也當其搐勢漸減時與鎮心治熱藥一二服（直訣中麝香圓鎮心圓抱龍圓辰砂圓及至寶丹紫雪之類）候驚勢已定須臾以藥下其痰勢（直訣中利驚圓軟金丹桃枝圓之類或用大黄朴硝等藥）利下痰熱心神安寧即愈慢驚得於大病之餘吐瀉之後或悞取轉致脾胃虛損風邪乘之（凡小兒吐瀉不止必成慢驚宜速治）似搐而不甚搐（此名瘈瘲）似睡而精神慢四肢與口中氣皆冷睡露睛或胃痛而啼哭如鵶聲此證已危蓋脾胃虛損故也

凡小兒吐瀉當温補之余每用理中圓以温其中以五苓散導其逆（五苓散最治小兒吐）連與數服兼用異功散等温藥調理之往往便愈若已虛損當速生其胃氣宜與附子理中圓研金液丹末煎生薑米飲調灌之惟多服乃效（服至二三兩無害）候胃氣已生手足漸暖陰退陽回然猶瘈瘲即減金液丹一二分增青州白圓子一二分同研如上服以意詳之漸減金液丹如白圓子兼用異功散羗活膏温白圓鉤藤飲子之類調理至安依此治之仍頻

與粥雖至危者往往死中得生十救八九
金液丹治小兒吐瀉虛極最妙沈存中良方論金液丹云親見小兒吐利劇氣已絶服之
復活者數人真不妄也須多服方驗
驚風或泄瀉等諸病煩渴者皆津液內耗也不問陰陽宜煎錢氏白朮散使滿意取足飲
之彌多彌好
凡小兒急驚方搐不用驚擾此不足畏慢驚雖靜乃危病也急驚方搐但扶持不可擒捉蓋
風氣方盛恐流入筋脈或致手足拘攣
治急慢驚世人多用一藥有性溫性涼不可泛用宜審別之又治慢驚藥宜去龍腦縱須
合用必以溫藥為佐或少用之
凡小兒實熱疎轉後如無虛證不可妄溫補熱必隨生
治小兒驚風痰熱堅癖能不用水銀輕粉甚便如不得已用之僅去痰即止蓋腸胃易傷
亦損口齒
治小兒壯熱昏睡傷風風熱瘡疹傷食皆相似未能辨認間服升麻葛根湯惺惺散小柴
胡湯甚驗蓋此數藥通治之不致悞也惟傷食則大便酸臭不消化畏食或吐食宜以
藥下之
小兒耳冷骫冷手足乍冷乍熱面赤時嗽嚏驚悸此瘡疹欲發也未能辨認間服升麻葛

根湯消毒散已發未發皆宜服仍用胡荽酒黃蘗膏暑月煩躁食後與白虎湯玉露散
熱盛與紫雪咽痛或生瘡與甘桔湯甘露飲子餘依錢氏說大人同
小兒多因愛惜過當往往三兩歲未與飲食致脾胃虛弱平生多病自半年以後宜煎陳
米稀粥取粥面時時與之十月以後漸與稠粥爛飯以助中氣自然易養少病惟忌生
冷油膩甜物等
小兒治法大槩與大人同惟劑料小耳如升麻葛根湯惺惺散等雖人皆知之倉卒亦難
檢今並載于下錢氏已有方者今不復錄
升麻葛根湯治傷寒溫疫風熱壯熱頭痛肢體痛瘡疹已發未發並宜服之
乾葛細剉　升麻　芍藥　甘草剉炙各等分
右同為粗末每服四錢水一盞半煎至一盞量大小與之溫服無時
惺惺散治傷寒時氣風熱痰壅咳嗽及氣不和
桔梗　細辛去葉　人參切去頂焙　甘草剉炒
白朮　白茯苓去皮　栝蔞根各壹兩
右同為細末每服貳錢水一盞入薄荷五葉煎至七分溫服不拘時如要和氣入生薑
五片同煎一法用防風一方用川芎壹分
消毒散治瘡疹未出或已出未能勻遍又治一切瘡涼膈去痰治咽痛

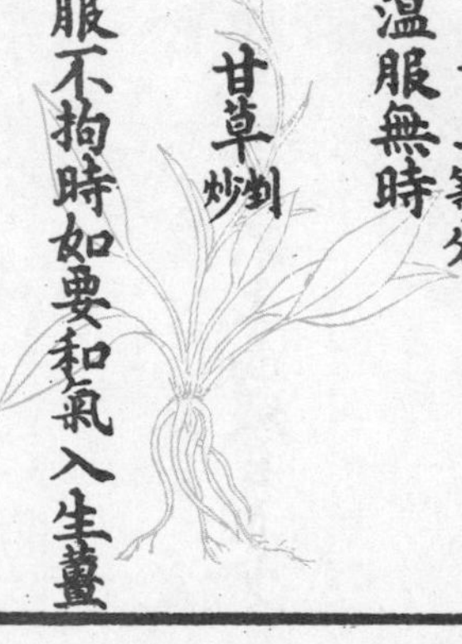

牛旁子貳兩炒　甘草半兩剉炒　荆芥穗壹分

右同為麤末每服叁錢水壹盞半煎至一盞溫服不拘時

黄蘗膏治瘡疹已出用此塗面次用胡荽酒

黄蘗一兩去麤皮　甘草四兩　新菉豆一兩半

右同為細末生油調從耳前至眼輪並厚塗之日三兩次如早用瘡不上面縱有亦少

胡荽酒

胡荽細切四兩以好酒貳盞煎一兩沸入胡荽再煎少時用物合定放冷

右每吸壹兩口微噴從項至足勻遍勿噴頭面病人左右常令有胡荽即能辟去汙氣

瘡疹出快

瘡疹忌外人及穢觸之物雖不可受風冷然亦不可擁遏常令衣服得中並虛涼處坐卧

治瘡疹出不快及倒黶四聖散

紫草茸　木通剉　甘草剉炒　枳殼麩炒去穰秤　黄耆切焙等分

右同為麤末每服一錢水壹中盞煎捌分溫服無時

又方藍根散

板藍根一兩　甘草三分剉炒

右同為細末每服半錢或一錢取雄雞冠血叁兩點同溫酒少許食後同調下二方無

證勿服

治瘡疹倒靨黑陷

人牙 燒存性研入射香少許

右每服三錢溫酒少許調下無時

又方

小猪兒尾尖 取血三五點研入生龍腦少許

右新水調下食後

治伏熱在心昏瞀不省或悞服熱藥搐熱冒昧不知人及瘡疹倒靨黑陷

生梅花腦子 研半字或壹字

右取新殺猪心一箇取心中血同研作大圓用新汲水少許化下未省再服如瘡疹陷伏者溫酒化下

甘露飲子治心胃熱咽痛口舌生瘡并瘡疹已發未發並可服又治熱氣上攻牙齦腫牙齒動搖

生乾地黃 焙秤　熟乾地黃 焙秤　天門冬　麥門冬 各去心焙秤

枇杷葉 去毛　黃芩 去心　石斛 去苗　枳殼 麩炒去穰

甘草 剉炒　山茵陳葉

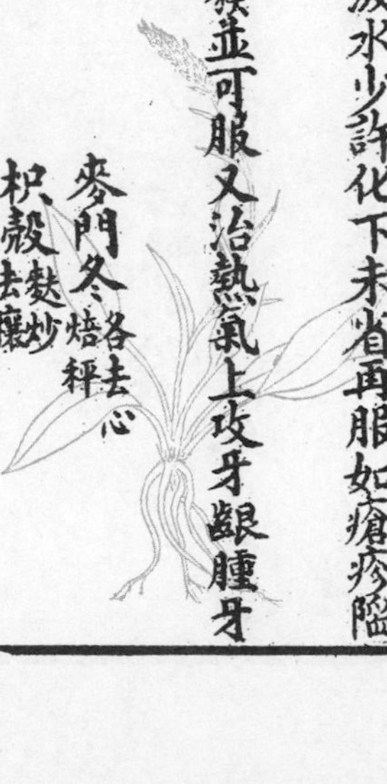

右各等分為粗末每服二錢水一盞煎八分食後溫服牙齒動搖牙齦腥熱含嗽漱并服

白虎湯解暑毒煩躁身熱痰盛頭痛口燥大渴

知母壹兩半焙乾秤　甘草半兩剉炒　石膏四兩　白粳米八錢

右同為粗末每服三錢水一盞煎至八分食後溫冷隨意服氣虛人加人參少許同煎

瘡疹太盛宜服此調肝散令不入眼

生犀剉取末一分　草龍膽半錢　黃耆半兩切　大黃去皮二錢

石膏半兩　桑白皮自採焙乾　鉤藤鉤子　麻黃去節各一分

栝蔞去皮　甘艸炙各等分

右為粗末每服二錢水一盞煎半盞食後時時溫服少許

治瘡疹入眼

馬屁勃半兩　皂角子十四箇　蛇皮半兩

右入小罐子內鹽泥固濟燒存性研細溫酒調下一二錢食後服

又方治瘡瘡入眼成翳

栝蔞根半兩　蛇皮二錢

右同為細末用羊子肝一箇批開入藥末二錢麻纏定米泔煮熟頻與食之未能食肝

令乳母多食

又方

蟬殼末

右用水煎羊子肝湯調服二三錢

凡豆瘡才欲着痂即用酥或面油不住潤之可揭即揭去若不潤及遲揭瘡痂硬即隱成瘢痕

治口瘡

大天南星去皮只取中心如龍眼大為細末

右用醋調塗腳心

治聤耳

白礬火飛一錢　麝香一字　坯子胭脂染胭脂也一錢

右同研勻每用少許先用綿裹杖子搌淨摻之

治畜熱在中身熱狂躁昏迷不食

豆豉半兩　大梔子人七箇槌破

右共用水三盞煎至二盞看多少服之無時或吐或不吐立效

治蟲咬心痛欲絕

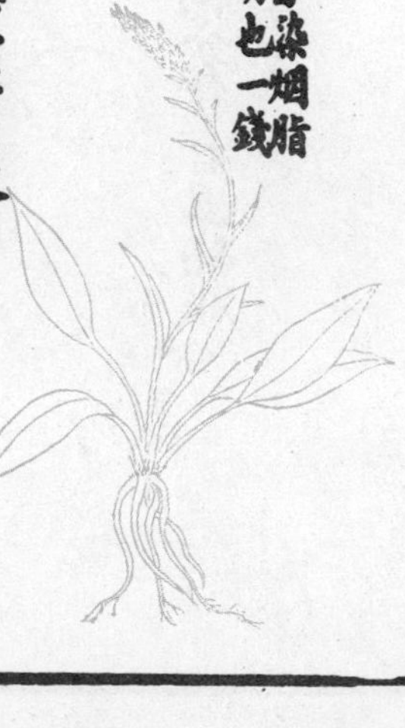

五靈脂末二錢匕　白礬火飛半錢匕

右同研每服一二錢水壹盞煎五分溫服無時當吐出蟲

治脾胃虛寒吐瀉等病及治冷痰

齊州半夏湯浸柒次切焙一兩　陳粟米三分陳粳米亦得

右㕮咀每服三錢水一大盞半生薑十片同煎至捌分食前溫熱服

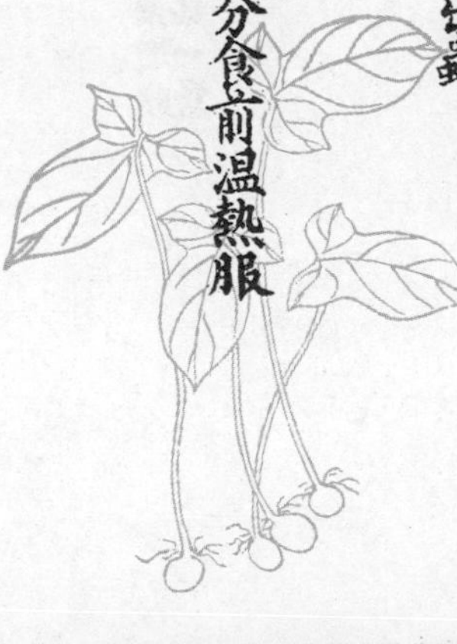

治外腎腫硬成疝

乾蚯蚓為細末

右用唾調塗常避風冷濕地

小兒腹中極痛乾啼後偃名盤腸內吊鉤藤膏

沒藥研　好乳香水中坐乳鉢研細秤　木香　薑黃各四錢　鱉子人十二箇

右先將下三味同為細末次研入上二味煉蜜和成劑收之每一歲兒可服半皂子大

餘以意加減煎鉤藤湯化下無時次用魏香散

魏香散

蓬莪茂半兩　真阿魏一錢

右先用溫水化阿魏浸蓬莪茂一晝夜焙乾為細末每服一字或半錢煎紫蘇米飲空

心調下

地黃散治心肝壅熱目赤腫痛生赤脈或白膜遮睛四邊散漫者猶易治若暴遮黑睛多致失明宜速用此方亦治瘡疹入眼

生乾地黃切焙秤　熟乾地黃切焙秤　當歸去蘆頭切焙秤各一分　黃連去鬚一錢

木通一錢半　元參半錢　甘草剉炒一錢半　防風去蘆頭焙

羌活　生犀末　蟬殼去土　木賊

穀精草　白蒺藜去尖　沙苑蒺藜各一錢　大黃去皮取實者剉略炒一錢

右為細末每服一字或半錢量大小加減煎羊肝湯食後調下日叁夜一忌口將息亦治大人

治熱痢下血

黃蘗去皮半兩　赤芍藥四錢

右同為細末飯和圓麻子大每服一二拾圓食前米飲下大者加圓數

治心氣不足五六歲不能言菖蒲圓

石菖蒲二錢　丹參二錢　人參切去頂焙半兩　赤石脂三錢

天門冬去心焙秤　麥門冬去心焙秤各一兩

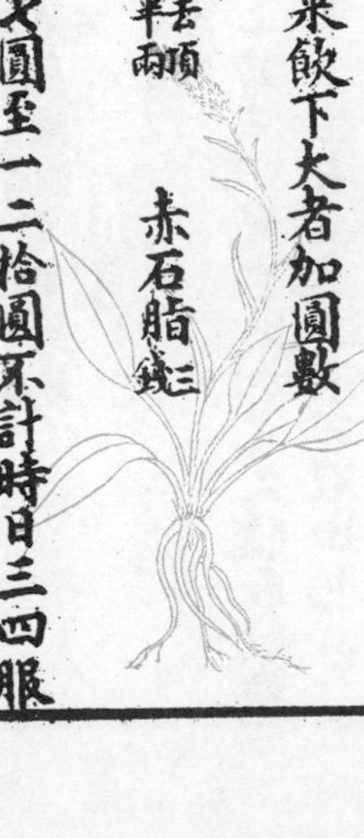

右同為細末煉蜜圓菉豆大或麻子大溫水下五七圓至一二拾圓不計時日三四服久服取效又有病後腎虛不語者宜兼服錢氏地黃圓

雞頭圓治諸病後不語

雄雞頭一箇炙　鳴蟬三箇炙　大黃一兩取實處濕紙裹煨熟　甘草一兩剉炒
木通半兩　當歸去蘆頭切焙三分　黃耆切焙　川芎
遠志去心　麥門冬去心焙各三分　人參去頂切焙半兩

右同為細末煉蜜圓小豆大平旦米飲下五圓空心日三四兒大者加之久服取效雞蟬二物宜求死者用之不可旋殺孫真人所謂殺生求生去生更遠不可不知也

治腎虛或病後筋骨弱伍六歲不能行宜補益肝腎羚羊角圓

羚羊角尖細而節密者是剉取末　生乾地黃焙秤　虎脛骨敲破塗酥炙黃
酸棗仁去皮秤炒　白茯苓各半兩　桂去皮取有味處不見火
防風去蘆頭切焙　當歸同上　黃耆切焙各一分

右同為細末煉蜜和成劑每服一皂子大兒大者加之食前溫水化下日三四服取效

治驚風中風口眼喎斜語不正手足偏廢不舉全蝎散

全蝎去毒炒　殭蠶直者炒　甘草　赤芍藥　麻黃去節
桂枝不見火　川芎　黃芩去心各三錢　天麻六錢
大天南星湯浸七次去皮臍切焙三錢

右為麤末每服三錢水一盞半薑七片煎七分溫服無時量大小與之日三四服忌羊

肉

和中散和胃氣止吐瀉定煩渴治腹痛思食

人參切去頂焙　白茯苓　白术　甘草剉炒

乾葛剉　黃耆切焙　白稨豆炒　藿香葉各等分

右為細末每服三錢水一盞乾棗二個去核薑五片煎八分食前溫服

紫蘇子散治欬逆上氣因乳哺無度內挾風冷傷於肺氣或呵氣未定與乳飲之乳與氣相逆氣不得下

紫蘇子　訶子去核秤　蘿蔔子　杏仁去皮尖麩炒

木香　人參切去鬚各三兩　青橘皮　甘草剉炒各一兩半

右為細末每服一錢水一小盞入生薑三片煎至五分去滓不計時候溫服量大小加減

赤石脂散治痢後躽氣下推出肛門不入

真赤石脂揀去土　伏龍肝各等分

右為細末每用半錢傅腸頭上頻用

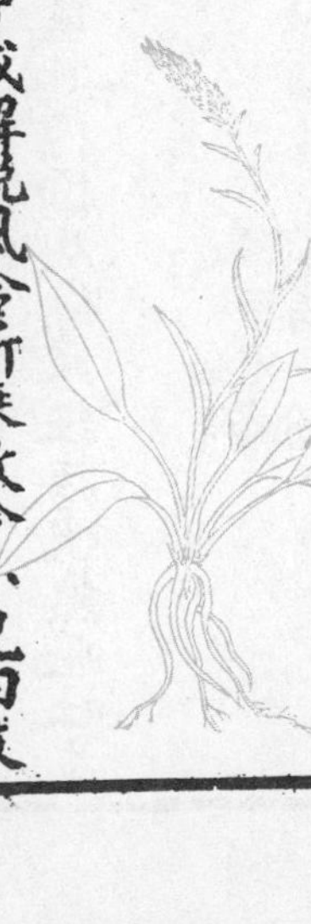

蘗墨散治斷臍後為水濕所傷或綳袍濕氣傷於臍中或解脫風冷所乘故令小兒四肢不和臍腫多啼不能乳哺宜速療之

黃蘗炒　釜下墨　亂髮燒各等分

右為細末每用少許傅之

至寶丹治諸癇急驚心熱卒中客忤不得眠睡煩躁風涎搐搦及傷寒狂語伏熱嘔吐並宜服之

生烏犀屑　生玳瑁屑　琥珀研　朱砂細研水飛

雄黃已上各壹兩細研水飛　金箔伍拾片半為衣　銀箔五十片研　龍腦一分研

麝香一分研　牛黃半兩研　安息香一兩半為末以無灰酒飛過濾淨去砂石約取一兩慢火熬成膏

右生犀玳瑁擣羅為細末研入餘藥令勻將安息香膏以重湯煮凝成和搜為劑如乾即入少熟蜜盛不津器中旋圓如桐子大二歲兒服兩圓人參湯化下大小以意加減又治大人卒中不語中惡氣絕中諸物毒中熱暗風產後血運死胎不下並用童子小便一合生薑自然汁三五滴同溫過化下五圓立效

紫雪治驚癇百病煩熱涎厥及傷寒胃熱發斑一切熱毒喉痺腫痛又治瘡疹毒氣上攻咽喉水漿不下

黃金拾兩　寒水石　磁石　滑石　石膏各四兩八錢並擣碎

已上用水伍升煮至四升去滓入下項藥

玄參一兩六錢擣碎　木香擣碎　羚羊角屑　犀角屑　沈香各半兩擣碎

升麻一兩六錢搗碎　丁香一錢搗碎　甘草八錢炙剉
已上八味入前藥汁中再煮取一升五合去滓入下項藥
消石三兩一錢芒消亦得　朴消一斤精者
已上二味入前汁中微火上煎柳木篦攪不住手候有七合投在木盆中半日
欲凝入下項藥
朱砂三錢飛研　麝香當門子一錢一字研
已上二味入前藥中攪勻寒之兩日
右件成紫色霜雪每服一字至半錢冷水調下大小以意加減咽喉危急病捻少許乾嚥立效又治大人脚氣毒遍內外煩熱不解口中生瘡狂易叫走瘴疫毒厲卒死溫瘧五尸五疰大能解諸藥毒每服一錢至二錢冷水調下並食後服

理中圓治吐利不渴米穀不化手足厥冷
人參去蘆剉　白朮剉　乾薑炮　甘草炙剉各一兩
右為末煉蜜和圓雞黃大每服一圓水一大盞化開煎及七分連滓放溫服小兒分為三服大小以意加減食前

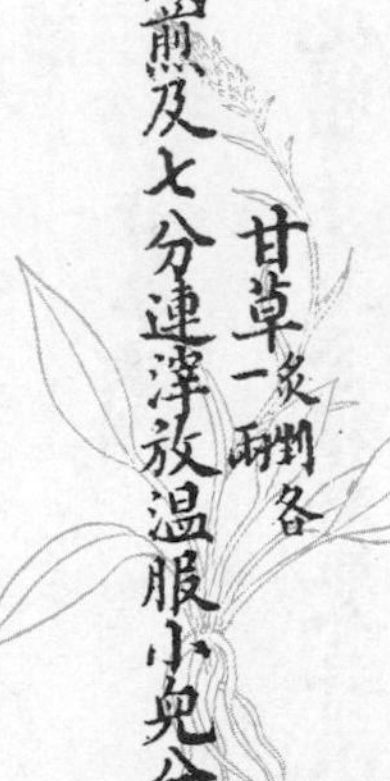

五苓散治霍亂吐瀉躁渴飲水小便不利
澤瀉二兩半剉　木猪苓去皮剉一兩半　官桂去皮一兩　白茯苓一兩半剉

白朮一兩半剉

右為細末每服一錢溫湯調下渴躁新水調服大小以意加減不以時候

附子理中圓治脾胃寒弱風冷相乘心痛霍亂吐利轉筋

人參去蘆　白朮剉　乾薑炮　甘草炙剉

黑附子炮去皮臍各一兩

右為細末煉蜜和一兩作拾圓每服一圓水一中盞化開煎及七分稍熱服食前小兒分三兩服大小以意加減

金液丹治吐利日久脾胃虛損手足厥逆精神昏塞多睡露睛口鼻氣涼欲成慢驚風者又治大人陽虛陰盛身冷脈微自汗吐利小便不禁

舶上硫黃拾兩先飛煉去砂石秤研為細末用砂合子盛令八分滿水和赤石脂封縫鹽泥固濟曬乾露地先埋一水罐子盛水滿坐合子在上又以泥固濟訖常以一叁斤火養叁日叁夜足加頂火一煆成候冷取藥

右以柳木搥乳鉢內研為細末每服二錢生薑米飲調下大小以意加減多服取效大人藥末一兩蒸餅一兩水浸去水和圓桐子大曬乾每服五拾圓至百圓米飲下並空心連併服

又方　范文正宅

硫黃不以多少淡黃通明者為上飛煉去砂石研為細末用有蓋砂罐子盡箇取水中田字草或益母草搗濺土成泥更入紙筋同搗固濟罐子脣不破曬乾

盛硫黄末在内可不滿兩指於露地深畫十字放罐子在中心使底下通透四面用炭約四五斤勻火簇不蓋罐子頂時時揭覷候化為汁速去四面火用濕土埋一宿次日取出於北陰下不見日氣處掘一坑子約一二尺將罐子去蓋倒埋一宿次日取出和罐入湯內煮五拾沸漉出取藥

右以柳木搥乳鉢內研如粉麪相似小兒因吐瀉之後變成慢驚風者每服一二錢生薑米飲調下併服取效大人陰証傷寒脈微欲絕以水浸無鹽蒸餅和圓桐子大曬乾每服五拾圓或百圓米飲下並空心服

青州白圓子治小兒驚風大人諸風

半夏生七兩　天南星生三兩　白附子生二兩　川烏頭去皮臍生半兩

右搗羅為細末以生絹袋盛用井花水擺未出者更以手揉令出如有滓更研再入絹袋擺盡為度放磁盆中日曬夜露至曉棄水別用井花水攪又曬至來日早再換新水攪如此春五日夏三日秋七日冬拾日一法四時只浸一宿去水曬乾後如玉片研細以糯米粉煎粥清圓菉豆大每服三五圓薄荷湯下大人每服二拾圓生薑湯下癱瘓風溫酒下並不以時候服

小柴胡湯治傷寒溫熱病身熱惡風頭痛項強四肢煩疼往來寒熱嘔噦痰實中暑瘧病並宜服

柴胡去蘆八錢　半夏湯洗切焙二錢半　黃芩去心
人參去蘆　甘草炙剉各三錢

右為麤末每三錢水一盞半生薑五片棗一枚擘破同煎及八分濾去滓放溫分作三兩服大小以意加減並不以時候日三夜二

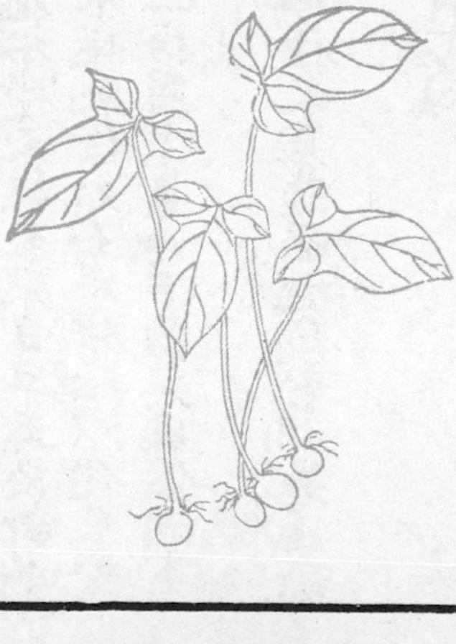

皖南建德
周氏校刊

附加

# 小兒斑疹備急方論

董汲 撰

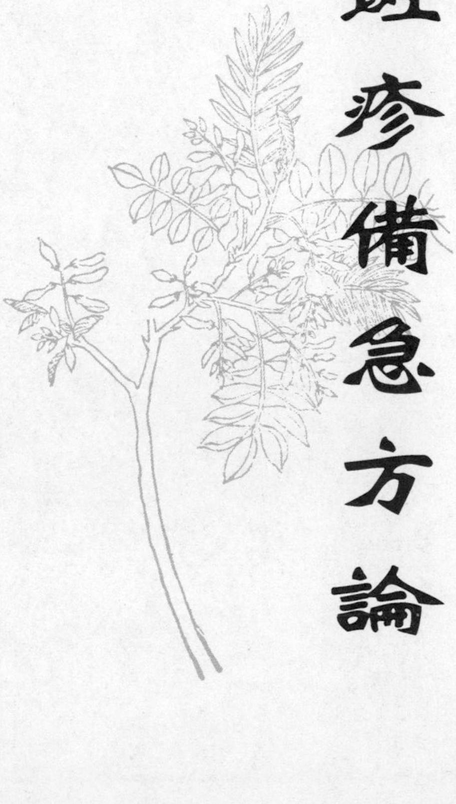

自序

夫上古之世事質民淳稟氣全粹邪不能干縱有疾病祝由而已雖大人方論尚或未備下逮中古始有巫方氏者著小兒顱顖經以卜壽夭別死生歷世相授於是小兒方論興焉然在襁褓之時藏府嫩弱脈促未辨痒不知處痛亦難言祇能啼叫至於變蒸驚風客忤解顱近世巢氏一一明之然於斑疹欲出證候與傷風相類而略無辨說致多謬誤而復醫者不致詳慎或乃虛者下之實者益之疹者汗之風者溫之轉生諸疾遂致夭斃噓可歎也今採摭經效祕方詳明證候通為壹卷目之曰斑疹備急方非敢謂有補於後世意欲傳諸好事者庶幾鞠育之義存焉東平董汲及之序

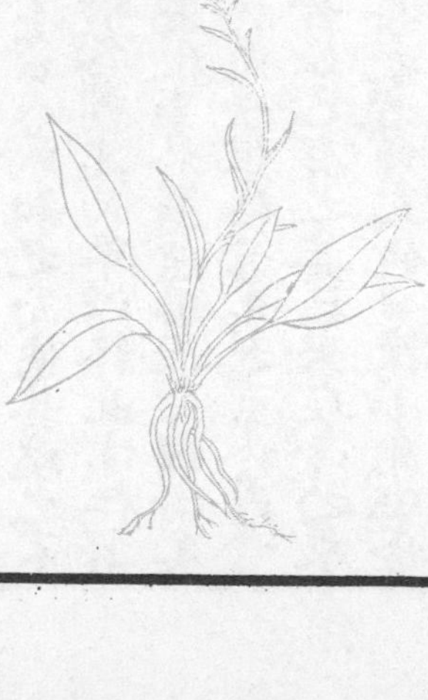

董氏小兒斑疹備急方論序

世之人有得一奇方可以十全愈疾者恐恐然惟慮藏之不密人或知之而使其藥之不神也其亦陋矣夫藥之能愈疾如得人人而告之使無夭橫各盡其天年以終此亦仁術也吾友董及之少舉進士不第急於養親一日盡棄其學而從事於醫然醫亦非鄙術矣古之人未嘗不能之如張仲景陶隱居葛洪孫思邈皆名於後世但昧者爲之至於異貴賤別貧富自鄙其學君子不貴也及之則不然凡人之疾苦如已有之其往來疾者之家雖祁寒大暑未嘗少憚至於貧者或昏夜自惠薪粲以周其乏者多矣他日攜小兒斑疹方一帙見過求序於余因爲引其略亦使見及之之所存知世之有奇方可以療疾者不足貴也如此東平十柳居士孫準平甫序

# 小兒斑疹備急方論

宋東平董汲及之著

## 總論

論曰夫生民之道自微而著由小而大此物理灼然不待經史證據可知然小兒氣禀微弱故小品方云人生陸歲已上為小陸歲已下經不全載所以乳下嬰兒有疾難治者皆為無所依據至如小兒斑疹一候不惟脈理難辨而治療最比他病尤重始覺證與傷寒陰癇相近通都輔郡名醫輩出則猶能辨其一二遠地左邑執病不精失於詳審投藥暴妄加之小兒藏府嬌嫩易為傷動斑疹未出往往疑為傷風即以麻黃等藥重發其汗遂使表虛裏實若為陰癇治之便用溫驚藥品則熱勢愈盛直至三四日證候已定方得以斑瘡藥治之則所失多矣大率世俗醫者斑疹欲出多以熱藥發之遂使胃中熱極其初作時即斑疹見於皮下其已出者變黑色而倒陷既見不快猶用熱藥薰蒸其疾斑疹得熱則出愈難轉生熱證大小便不通更以巴豆取積藥下之則使兒臟腑內虛熱又不除邪氣益深變為喘滿便血或為疱癰身體裂破遂使百年之壽一旦為俗醫所誤也可不痛哉大抵斑疹之候始覺多咳嗽身體溫壯面色與四肢俱赤頭痛腰疼眼睛黃色多睡中瘈瘲手足厥耳尖及尻冷小便赤大便秘三部脈洪數絶大不定是其候也其乳下兒可兼令乳母服藥其證候未全或未明者但可與升麻散解之其已明者即可用大黃青黛等涼藥下

之次即與白虎湯如秋冬及春寒未用白虎湯之時但加棗煎服不必拘於常法仲景云四月後天氣大熱即可服白虎湯特言其梗概耳大率疹疱未出即可下已出即不可下出足即宜利大小便其已出未快者可與紫草散救生散玳瑁散之類其重者以牛李膏散之或毒攻咽喉者可與少紫雪及如聖湯無不效也其餘熱不解身熱煩渴及病疹兒母俱可與甘露飲或便血者以牛黃散治之兼宜常平肝藏解其敗熱慮熱毒攻肝即衝於目內生障翳不遇醫治瞳人遂損尤宜慎之然已出未平切忌見褻人恐勞力之人及狐臭薰觸故也未愈不可當風即成瘡痂如膿疱出可燒黑丑糞灰隨瘡貼之則速愈而無瘢也又左右不可闕胡荽蓋能禦汙氣辟惡氣故也如兒能食物可時與少葡萄蓋能利小便及取如穗出快之義也小兒斑疹本以胎中積熱及將養溫厚偶胃中熱故乘時而作外臺方云胃爛即發斑微者赤斑出極者黑斑出赤斑出伍死一生黑斑出拾死一生其府熱即為疹蓋熱淺也藏熱即為疱蓋熱深也故證色論云大者屬陰小者屬陽汲總角而來以多病之故因而業醫近年累出諸處治病當壬申歲冬無大雪天氣盛溫逮春初見小兒之病斑疹醫者頗如前說如投以白虎湯之類即竊笑云白虎湯本治大人蓋不知孫真人所論大人小兒為治不殊但用藥劑有多少為異耳則是未知用藥之法故多失誤今博選諸家及親經用有效者方備錄為書

藥方

升麻散治疹疱未出疑貳之間身熱與傷寒温疫相似及瘡子已出發熱並可服之方

升麻　芍藥　葛根剉炒　甘草各一兩炙

右為細末每二歲兒服二錢水一盞煎至五分去滓温服不以時日三夜一服

白虎湯治痘疱麸疹斑瘡赤黑出不快及疹毒餘熱并温熱病中暑氣煩躁熱渴方

石膏四兩　知母一兩半剉　甘艸三兩炙　人參半兩

右為細末每服二錢水一盞入粳米二拾粒同煎至七分去滓温服不以時小兒減半服春冬秋寒有證亦服但加棗煎并乳母亦令服之

紫草散治伏熱在胃經暴發痘疱瘡疹一切惡候出不快小便赤澁心腹脹滿方

紫艸去苗　木通去根節細剉　甘草生用半兩　枳殼麸炒去穰

黃耆各半兩炙剉

右為細末每服二錢水一盞煎至陸分去滓温時時呷之

抱龍圓治一切風熱中暑驚悸瘡疹欲出多睡咳嗽涎盛面赤手足冷發温壯睡中驚搐搐不寧脈洪數頭痛嘔吐小便赤黃方

天南星剉開裏白者生為末臘月內取黃牛膽汁和為劑却入膽內陰乾再為末半斤　天竺黃二兩別研

硃砂二錢水飛研　雄黃半兩水飛研　麝香好者一錢別研　牛黃一字別研

右同研極細甘草水和圓雞頭大簪乾貳歲兒竹葉或薄荷湯化下一圓不拘時候一

方不用牛黃

救生散治瘡疹膿疱惡候危困陷下黑色方

豶猪血臘月內以新瓦罐子盛掛於屋東山陰乾取末壹兩　馬牙硝研一兩　鵬砂研
硃砂水飛　牛黃研　龍腦研　麝香各別研一錢

右同研極細每二歲兒取一錢新汲水調下大便下惡物瘡疱紅色為度不過再服神驗無比

牛李膏治瘡疹痘疱惡候見於皮膚下不出或出而不長及黑紫內陷服之即順救危急候愚小年病此危惡殆極父母已不忍視遇今太醫丞錢公乙下此藥得安因懇求真法然此方得於世甚久惟於收時不知早晚故無全效今并此收時載之學者宜依此方

牛李子玖月后取研絹濾汁不以多少於銀石器中熬成膏可圓每膏貳兩細研好麝香入半錢

右每貳歲兒服壹圓如桐子大漿水煎杏膠湯化下如瘡疱紫黑內陷者不過再服當取下惡血及魚子相似其已黑陷於皮下者即紅大而出神驗

玳瑁散治瘡疹熱毒內攻紫黑色出不快

生玳瑁水磨濃汁壹合　豶猪心壹個從中取血壹皂子大同研

右以紫草嫩茸濃汁煎湯調都作壹服

利毒圓治瘡疹欲出前胃熱發溫壯氣粗腹滿大小便赤澁睡中煩渴口舌乾手足微冷

多睡時嗽涎實脈沈大滑數便宜服之方

大黃半兩　黃芩去心　青黛各壹錢
膩粉壹錢炒　檳榔　生牽牛取末各壹錢半
大青壹錢　龍腦　硃砂各半錢研

右杵研為細末麵糊為圓如黃米大每貳歲兒服捌圓生薑蜜水下不動再服量兒大小虛實加減

如聖湯治咽喉一切疼痛及瘡疹毒攻咽喉腫痛有瘡不能下乳食方

桔梗剉　甘草生用　惡實微炒各壹兩　麥門冬去心半兩

右為細末每貳歲兒服壹錢沸湯點時時呷服不以時

甘露飲解胃熱及瘡疹已發餘熱溫壯齦齒宣腫牙痛不能嚼物飢而不欲食煩熱身面黃及病瘡疱乳母俱可服之

生乾地黃焙切　熟乾地黃焙切　天門冬去心　麥門冬去心
枇杷葉去毛　黃芩去心　石斛去根剉　甘草炙剉
枳實麩炒去瓤　山茵陳葉去土各壹兩

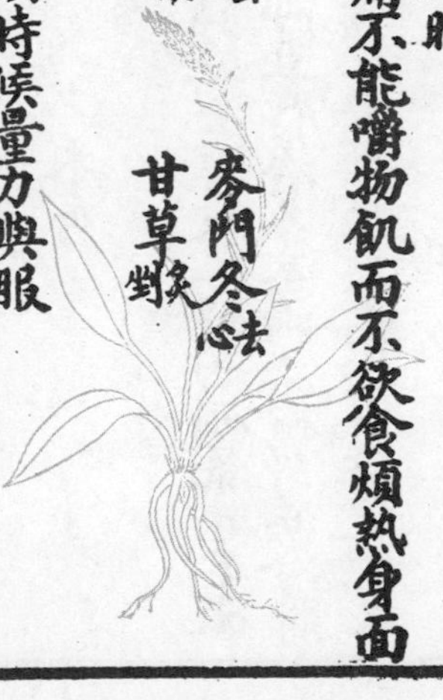

右為散每服貳錢水壹盞煎至柒分去滓溫服不以時候量力與服

神仙紫雪治大人小兒一切熱毒胃熱發斑消痘疱麩疹及傷寒熱入胃發斑并小兒驚

癎涎厥走馬急疳熱疳疳黃疳瘦喉痺腫痛及瘡疹毒攻咽喉水漿不下方

黃金壹伯兩　寒水石　石膏各叁斤　犀角屑
羚羊角各拾兩屑　玄參壹斤　沉香銼　木香
丁香各伍兩　甘草捌兩　升麻陸兩皆㕮咀

右以水伍斛煮金至叁斛去金不用入諸藥再煎至壹斛濾去滓投上好芒硝貳斤半微火煎以柳木篦攪勿停手候欲凝入盆中更下研硃砂真麝香各叁兩急攪勻候冷貯於密器中勿令見風每服壹錢溫水化下小兒半錢壹字咽喉危急病捻少許乾嚥之立效

調肝散敗肝藏邪熱解散斑疹餘毒服之瘡疹不入眼目

犀角屑壹分　草龍膽半分　黃耆半兩剉炙　大黃壹分炒過
桑白皮壹分炙剉　鈎藤鈎子壹分　麻黃壹分去根節　石膏別研
括蔞實各半兩去穰皮　甘草壹分炙

右為散每服貳錢水壹盞煎至伍分去滓溫服量兒大小加減不以時候

護目膏治疹痘出後即須愛護面目勿令沾染欲用胡荽酒噴時先以此藥塗面上然後方可以胡荽酒噴四肢大人小兒有此悉宜用之方

黃蘗壹兩去皮剉　菉豆壹兩半揀淨　甘草肆兩剉生用

右為細末以生油調為膏從耳前眼眶並厚塗目三五遍上塗面後可用胡荽酒微噴勿噴面也早用此方塗面即面上不生瘡痘如用此方塗遲縱出亦少

胡荽酒方治斑痘欲令速出宜用此

胡荽 叁兩

右細切以酒貳大盞煎令沸沃胡荽便以物合定不令氣出候冷去滓微微從項已下噴背及兩脚胸腹令徧勿噴頭面 仍將滓焙乾紅絹袋子盛縫合令乳母及兒帶之餘酒乳母飲之妙

治瘡疹陽毒入胃便血日夜無節度腹痛啼哭牛黃散方

鬱金 壹兩　牛黃 壹錢

右研為末每貳歲兒服半錢以漿水半盞煎至叁分和滓溫服大小以此增減之日貳服

蛇蛻散治斑瘡入眼翳膜侵睛成珠子方

馬勃 壹兩　皂莢子 貳柒個　蛇退皮 全者壹條

右入小罐子內封泥燒不得出煙存性研為末溫水調下壹錢食後

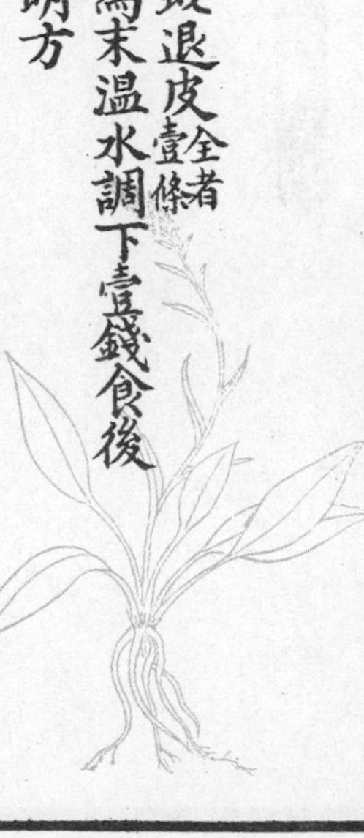

真珠散治斑疱瘡疹入眼疼痛翳膜眼赤羞明方

括蔞根 壹兩　蛇退皮 全炙壹錢

右為末用羊子肝壹枚批開去筋膜摻入藥貳錢用麻縷纏定以米泔內煮熟任意與

喫如少小未能喫羊肝，以熟羊肝研和爲圓如黄米大，以生米泔下拾圓，乳頭上與亦可，日叁服。兒小未能食肝，與乳母食之佳。



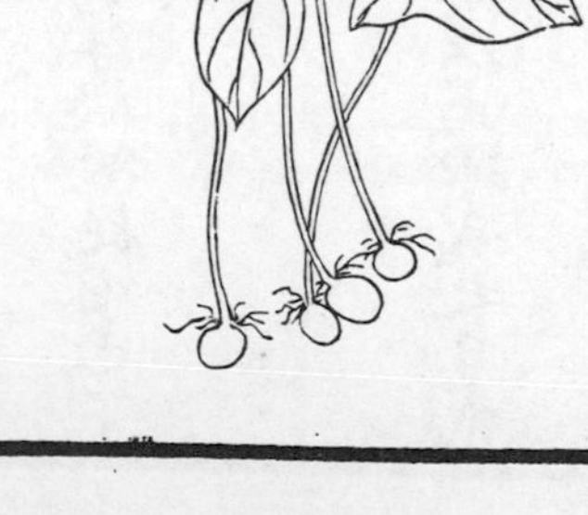

皖南建德周氏校刊

中醫臨床經典⑬

# 小兒藥證直訣

LG013

出 版 者：文興出版事業有限公司
總 公 司：臺中市西屯區漢口路2段231號
電　　話：(04)23160278　　傳　　真：(04)23124123
營 業 部：臺中市西屯區上安路9號2樓
電　　話：(04)24521807　　傳　　真：(04)24513175
E-mail：79989887@lsc.net.tw
作　　者：錢　乙
發 行 人：洪心容
總 策 劃：黃世勳
執行監製：賀曉帆
美術編輯：林士民
封面設計：林士民
封面繪圖：詹季頻
總 經 銷：紅螞蟻圖書有限公司
地　　址：臺北市內湖區舊宗路2段121巷28號4樓
電　　話：(02)27953656　　傳　　真：(02)27954100
初　　版：西元2006年1月
定　　價：新臺幣120元整
ISBN：986-81740-5-8 (平裝)

本公司備有出版品
目錄，歡迎來函或
來電免費索取

國家圖書館出版品預行編目資料

小兒藥證直訣 / 錢乙撰. -- 初版. --
臺中市：文興出版，2006〔民95〕
面；　　公分. --（中醫臨床經典；13）
ISBN 986-81740-5-8（平裝）
1.兒科（中醫）
413.7　　　　　　　　94025757

中國文學賞析 典藏版
古典文學新賞